BIBLIOTHÈQUE MÉDICALE

PUBLIÉE SOUS LA DIRECTION

DE MM.

J.-M. CHARCOT	G.-M. DEBOVE
Professeur à la Faculté de médecine de Paris, membre de l'Institut.	Professeur à la Faculté de médecine de Paris, médecin de l'hôpital Andral.

TRAITEMENT

DU

DIABÈTE SUCRÉ

PAR

LE DR E. LECORCHÉ

Professeur agrégé à la Faculté de médecine
Médecin de la maison Dubois.

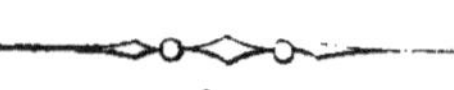

PARIS

RUEFF ET Cie, ÉDITEURS

106, BOULEVARD SAINT-GERMAIN, 106

TRAITEMENT DU DIABÈTE SUCRÉ

CHAPITRE PREMIER

THÉORIES ET FORMES CLINIQUES DU DIABÈTE

I

Toutes les théories imaginées depuis Rollo pour expliquer le diabète sucré se ramènent en dernière analyse à ces deux termes fondamentaux : excès de formation ou insuffisance de destruction du sucre dans l'organisme. Nous n'avons pas l'intention de passer en revue ces théories; cela ne serait d'aucune utilité dans un travail consacré uniquement à l'étude thérapeutique du diabète; car, quelles qu'aient été les variations théoriques des pathologistes, ces variations n'ont jamais modifié en rien ni le fond, ni même les détails du traitement. Et la préoccupation des auteurs a toujours été bien plutôt d'adapter leurs idées pathogéniques au traitement traditionnel que de faire de leurs théories la base de médications nouvelles.

Mais les expériences de Mering et de Minkowski ont introduit dans l'histoire du diabète un élément dont il est impossible de ne pas tenir compte: ce fait nouveau, c'est le rôle du pancréas soupçonné depuis longtemps par les cliniciens et indiqué déjà dès 1852 par von Siebert. Les résultats si remarquables obtenus à la suite de l'extirpation du pancréas ne sauraient cependant ni faire oublier, ni annihiler les faits démontrés par Claude Bernard au sujet des fonctions glycogéniques du foie.

Il importe donc de rechercher comment les expériences de Mering et de Minkowski peuvent se concilier avec les faits antérieurement acquis et en quoi elles modifient l'idée générale que nous nous faisions de la formation et de la destruction du sucre dans l'économie.

Pour cela, nous rappellerons d'abord brièvement le rôle physiologique du foie et les déductions qu'on en peut tirer au point de vue de l'interprétation du diabète. Nous étudierons ensuite les effets de l'extirpation du pancréas et le rôle probable de cet organe.

A. — RÔLE DU FOIE

Tout animal vivant fabrique du sucre qui sert avec la graisse à entretenir la chaleur animale en se décomposant en eau, en acide carbonique et en acide lactique. À l'état normal, le sang ne contient qu'une faible quantité de sucre, 1 gramme environ pour 1000; la proportion ne varie que dans des limites très étroites, entre 0,40 et 1,20 pour 1000; ce qui, pour un homme du poids moyen de 65 kilos, la masse du sang étant estimée au treizième du poids du corps, ne donne, comme quantité totale de sucre en circulation, que 5 à 6 grammes pour 5 kilogrammes de sang. D'après Claude Bernard, dès que la proportion dépasse 2,5 pour 1000, le sucre apparaît dans l'urine.

D'où vient ce sucre? De l'alimentation, disait-on avant Claude Bernard. Les expériences de Claude Bernard ont démontré que le foie est le véritable organe formateur du sucre. Le sucre du sang ne vient pas directement du sucre alimentaire; celui-ci, absorbé par les radicules de la veine porte, est amené dans le foie, où il se transforme en matière glycogène; c'est sous cette forme de glycogène qu'il est emmagasiné dans les cellules hépatiques, où il se transforme de nouveau en sucre pour être versé dans la circulation.

Les matières féculentes et sucrées ne sont pas les seules qui servent à la production du glycogène. Les matières azotées et graisseuses y contribuent aussi pour leur part. Chez les animaux dont le foie a été débarrassé autant que possible de glycogène par une diète de deux à trois jours, on voit l'ingestion des graisses, de la glycérine, de la gélatine, de la fibrine pure, du blanc d'œuf liquide, déterminer une production considérable de glycogène. Il faut donc admettre que tout aliment capable d'assimilation est en même temps apte à la transformation glycogénique. A l'état normal, il est juste de penser que le foie ne fabrique le glycogène qu'avec les substances qui le produisent le plus facilement, c'est-à-dire avec les sucres et avec les féculents; mais il peut aussi s'habituer à le fabriquer avec les graisses et les matières albuminoïdes, et c'est là une des caractéristiques de la perturbation assimilatrice du foie dans le diabète.

On trouve encore du glycogène dans différentes parties du corps, dans les globules blancs du sang, dans les cartilages, etc., et en particulier dans les muscles. D'où provient ce glycogène? Quel est son rôle? Bien que Zimmer ait imaginé une théorie et une variété de diabète musculaire sur laquelle nous aurons à revenir, nous ne savons rien de précis sur le glycogène extra-hépatique, et nous devons nous en tenir à ce fait que le foie est le principal centre de formation glycogénique.

La fonction glycogénique du foie admise et démontrée, il est certain que cette fonction, comme toute fonction physiologique, est soumise, sous des influences diverses, à des variations en plus ou en moins, et ces variations sont elles-mêmes dirigées et maintenues en équilibre normal par l'action du système nerveux.

1° Parmi les influences qui font varier le plus nettement la teneur du foie en glycogène, l'alimentation doit être placée au premier rang. Le maximum est atteint quatre à cinq heures après le repas; et la quantité est d'autant plus grande que l'alimentation est plus riche en fécules et en sucres.

Parmi les sucres toutefois, il faudrait établir des distinctions; d'après Carl Voigt, on pourrait reconnaître trois groupes : les sucres qui, comme la dextrose et la lévulose, se transforment directement en glycogène;

ceux qui ne subissent cette transformation qu'après avoir passé par l'intestin, comme le sucre de canne et la maltose, et s'y être d'abord transformés en sucres du premier groupe ; enfin, les sucres, comme la galactose et la lactose, qui probablement ne forment pas directement du glycogène, mais empêchent par leur présence une destruction trop rapide du glycogène hépatique.

2º Le rôle du système nerveux est démontré par la célèbre expérience de Claude Bernard sur la piqûre du plancher du quatrième ventricule. La section ou l'irritation de diverses autres parties du système nerveux central ou périphérique produit le même effet, probablement par transmission de l'excitation au centre bulbaire. Nous n'avons pas à discuter ici le mécanisme intime de cette action bulbaire : il nous suffit de savoir que l'irritation nerveuse détermine une augmentation de la quantité du sucre dans le sang et son passage dans l'urine en même temps qu'une congestion intense du foie.

3º Les mêmes effets s'obtiennent par la présence dans la circulation de diverses substances toxiques, telles que l'arsenic, l'oxyde de carbone, le chloroforme. La phlorhydzine à cet égard a un rôle expérimental des plus démonstratifs. Elle produit chez le chien une glycosurie beaucoup moins transitoire que les autres poisons et qui tend à se rapprocher du diabète vrai. Et la phlorhydzine semble bien agir, d'après les expériences de

G. Sée et Gley, en déterminant une hypersécrétion glycogénique.

4° Enfin, les toxines résultant de la vie des microbes
dans l'organisme peuvent aussi modifier dans le même
sens les fonctions du foie. Le choléra, la fièvre typhoïde,
l'impaludisme, la grippe, déterminent des glycosuries
plus ou moins persistantes.

De ces différents faits découle la théorie du diabète
hépatique telle que nous l'avons formulée, d'après
Claude Bernard, dans notre *Traité du Diabète*. Sous
l'influence de causes diverses, alimentaires, nerveuses,
toxémiques, il se produit un trouble de la fonction glycogénique du foie, une hypersécrétion de glycogène hépatique. Le fonctionnement exagéré du foie a pour conséquence la surcharge du sang en sucre, d'où la glycosurie,
puisque le sucre passe dans l'urine dès que le sang en
contient 2,5 à 3 pour 1000.

Au début, la puissance glycogénique de la cellule
hépatique porte non seulement, comme à l'état normal,
sur les féculents et les sucres, mais aussi sur les albuminoïdes. En décomposant en glycogène les substances
azotées, le foie met en liberté de l'azote, qui est éliminé
sous forme d'urée, d'où l'azoturie qu'on observe dans
les phases actives du diabète. Tant que le diabétique se
nourrit bien, cette azoturie persiste, indice du travail
exagéré du foie, qui, après avoir formé du glycogène aux
dépens des sucres et des albuminoïdes, finit, même en

l'absence des féculents, par en fabriquer aux dépens des seules matières azotées. A la longue, dans la période cachectique, ou bien d'emblée dans les formes très graves, l'alimentation ne suffisant plus à la consommation hépatique, c'est aux dépens des tissus du malade et aussi aux dépens des matières grasses que le glycogène se forme ; d'où la consomption et l'épuisement final.

Dans cette théorie, comme l'avait dit Claude Bernard, il ne saurait y avoir de lésions du foie chez le diabétique ; l'excès de fonctionnement n'est pas le résultat d'un état anatamo-pathologique : il faut avoir le foie anatomiquement sain pour être diabétique. La seule altération appréciable, et elle est constante d'après nous, est l'augmentation de volume de l'organe, due à la congestion que détermine cet excès de travail sécrétoire.

Que le foie au contraire s'altère, se sclérose, soit par le surmenage même auquel il est soumis, soit par le fait des excès alcooliques auxquels la polydipsie entraîne presque fatalement nombre de diabétiques, et l'on verra la destruction du parenchyme hépatique amener la disparition du diabète. Dans une communication faite en 1882 à l'Académie de médecine, nous avons cité plusieurs observations de ce genre dont on peut rapprocher d'autres faits publiés par Bernard, par Frerichs, par Hanot. Il y a là comme une démonstration indirecte du rôle prépondérant du foie dans la production du diabète et de la théorie de l'hypersécrétion glycogénique ;

en supprimant pathologiquement le foie, on supprime en même temps sa fonction glycogénique et le diabète.

A la rigueur, la théorie hépatique fournit une explication suffisante des phénomènes diabétiques ; il existe cependant un autre côté de la question qu'il faut aborder avant de conclure, c'est le mode de destruction du sucre incessamment versé dans le sang, et c'est ici que nous en arrivons au rôle nouveau attribué au pancréas.

B. — Rôle du Pancréas

Le sucre qui pénètre à tout instant dans la circulation ne s'y trouve cependant à l'état normal qu'en minime quantité. Il est donc utilisé et détruit à mesure par l'économie. Où se fait cette destruction et comment se fait-elle? On admet qu'elle se fait un peu partout et en particulier dans les muscles. Mais est-ce par combustion et oxydation ou par fermentation? Après la mort, il y a transformation rapide pour la plus grande part en acide lactique. Mais nous ne savons pas si cette transformation se fait dans le sang vivant. L'idée d'une combustion du sucre dans les capillaires généraux ou dans les tissus est la plus communément admise. Toutefois Bence Jones et Schultzen pensaient que la disparition du sucre est le fait d'une fermentation ; le diabète dans cette hypothèse devenait la conséquence d'une altération ou d'une suppression d'un ferment hypothétique. C'est à cette conception que nous ramènent les expériences de Mering et de Minkowski.

Depuis longtemps, nous l'avons dit, on avait eu l'idée de rattacher le diabète à une altération du pancréas. De nombreuses autopsies avaient montré chez les diabétiques l'existence de lésions profondes de cet organe. C'est sur ces faits que Lancereaux avait édifié sa théorie du diabète maigre ou pancréatique. Mais depuis von Siebert, qui, en 1852, admettait que le suc pancréatique devient impuissant à transformer en graisses les fécules qui passent alors en excès dans le sang à l'état de glycose, jusqu'à Baumel, qui, en 1882, soutenait l'hypothèse d'une transformation incomplète des féculents par le ferment diastasique insuffisant, les auteurs s'accordaient à incriminer seulement une viciation de la sécrétion même du suc pancréatique.

Les expériences de Mering et de Minkowski ne sont pas seulement remarquables parce qu'elles ont pour la première fois conduit à la production artificielle chez l'animal d'un diabète permanent et véritable avec toutes ses conséquences, mais encore parce qu'elles ont nettement établi que l'altération ou la suppression du suc pancréatique n'est pour rien dans l'apparition de ce diabète ; d'où la nécessité d'admettre une fonction nouvelle et inconnue du pancréas.

Ces expériences peuvent se résumer de la façon suivante :

L'extirpation totale du pancréas chez le chien a pour conséquence l'apparition d'une glycosurie permanente qui persiste jusqu'à la mort de l'animal. La glycosurie apparaît de quatre à six heures après l'opération, d'une manière constante chez tous les animaux qui ont une survie suffisante. Vingt-quatre à quarante-huit heures après, l'urine contient de 5 à 10 p. 100 de sucre, l'animal restant toujours à jeun. L'alimentation augmente la quantité de sucre éliminée. Un chien de 8 kilogrammes, nourri de pain et de viande, rendait de 70 à 80 grammes de sucre par jour.

Cette glycosurie s'accompagne de tous les symptômes du diabète le plus grave : polyurie, polydipsie, polyphagie, amaigrissement et perte rapide des forces, présence dans l'urine à un moment donné de l'acétone et des acides diacétique et oxybutyrique.

L'analyse du sang montre une hyperglycémie intense et les organes ne renferment plus que des traces de glycogène.

Si l'extirpation du pancréas est incomplète, cette forme grave de diabète n'apparaît pas. C'est ainsi que Minkowski explique les quelques résultats contradictoires obtenus par divers expérimentateurs. Toutefois, chez les chiens auxquels on laisse une petite partie de la glande, pourvu que cette partie n'excède pas un dixième de l'organe, on voit se produire des glycosuries qui se rapprochent des formes légères du diabète de l'homme. Le sucre apparaît avec une alimentation trop féculente et disparait sous l'influence d'un régime azoté.

Chez un porc, auquel on avait laissé une parcelle de son pancréas, la trentième partie environ, l'urine resta normale pendant quatre jours. Le cinquième, l'animal ayant été soumis au régime de 500 à 1,000 grammes de pain par jour, le sucre apparut dans l'urine à la dose de 100 grammes par 24 heures. Avec une alimentation purement azotée, la glycosurie tomba au minimum et disparut complètement sous l'influence du jeûne; mais elle reparaissait dès qu'on nourrissait l'animal de pain.

Ces faits ont été confirmés par les expériences de Lépine, qui a fait l'ablation du pancréas chez plus de cent chiens et qui n'a vu manquer la glycosurie que dans des circonstances exceptionnelles, et par celles de Hédon, de Montpellier, qui, en modifiant un peu le procédé d'extirpation du pancréas, a ajouté des détails intéressants aux faits signalés par Mering et Minkowski. En enlevant la glande en deux temps après avoir oblitéré le canal de Wirsung par une injection de paraffine liquide, Hédon obtient une survie plus longue des animaux opérés, 25 à 30 jours et plus, suivant l'intensité de la dénutrition.

En général, la marche du diabète est rapide; la glycosurie et l'azoturie sont intenses: le sucre persiste dans l'urine, même à l'état de jeûne, et ne disparaît que quelques jours avant la mort, qui survient par cachexie au bout de 15 à 20 jours.

Dans d'autres cas, la glycosurie disparaît avec le régime azoté pour reparaître avec une alimentation hydrocarbonée.

Le fait spécial signalé par Hédon est le suivant: parfois la glycosurie est intermittente, mais, bien que l'urine ne contienne pas de sucre, les autres phénomènes du diabète n'en persistent pas moins, polyurie, soif très vive, polyphagie et surtout azoturie très marquée qu'on observe même à l'état de jeûne; les animaux maigrissent et succombent au bout de deux à trois mois dans un état de cachexie progressive; dans un cas de jeûne, après injection du canal de Wirsung à la paraffine et ablation de la partie ascendante seule du pancréas, la glycosurie fut très faible et de peu de durée; l'azoturie, au contraire, et la dénutrition furent excessives, avec dépérissement rapide, voracité extrême, urines abondantes contenant parfois jusqu'à 60 grammes d'urée et 6 grammes d'acide phosphorique par jour; en somme, il semble que dans ce cas Hédon ait reproduit expérimentalement un vrai diabète azoturique à forme consomptive. D'après les détails de l'expérience, l'azoturie n'était pas seulement la conséquence de la polyphagie, mais bien aussi d'une désassimilation exagérée; car le dépérissement et l'azoturie se maintenaient après suppression complète de tout aliment solide. L'absence du suc pancréatique dans l'intestin suffit-elle à expliquer ces phénomènes? Faut-il faire intervenir avec Hédon un vice de nutrition déjà signalé par Claude Bernard à la suite de certains traumatismes expérimentaux[1]?

Mais laissons pour le moment ce point spécial. Comment d'abord interpréter la glycosurie permanente consécutive à l'extirpation totale du pancréas?

Il est inutile de réfuter l'idée que l'extirpation agit comme un traumatisme quelconque. Le traumatisme ne produirait qu'une glycosurie passagère et non un diabète permanent; et d'ailleurs le traumatisme est aussi grave quand on enlève une partie de la glande que quand on fait une ablation totale; pourquoi le diabète ne se produit-il pas dans les deux cas?

---

1. « Les aliments, dit Cl. Bernard (*Leçons sur le Diabète*, 1867, p. 435), peuvent être parfaitement digérés, et cependant ne fournir aucun principe utilisé par l'organisme. Nous avons maintes fois observé des phénomènes de ce genre chez des animaux, chez des chiens, qui, à la suite de divers ébranlements amenés par les vivisections, manifestaient une voracité très grande, la satisfaisaient largement, digéraient et faisaient, comme nous avons pu nous en assurer, du chyme et du chyle, et cependant maigrissaient et ne tardaient pas à périr comme d'inanition. C'est ce qui peut arriver chez les diabétiques, qui digèrent souvent très activement, mais se nourrissent mal. »

Est-ce la lésion des plexus nerveux voisins du pancréas qui amène la glycosurie? Thiroloix s'est fait le défenseur de cette opinion. Elle a été réfutée d'avance par Mering et Minkowski. Les lésions du plexus solaire déterminent en effet de la glycosurie; mais d'abord cette glycosurie n'est que transitoire; en deuxième lieu, le plexus solaire n'est pas touché dans l'extirpation du pancréas, comme le montre l'autopsie des chiens en expérience; en outre, si les nerfs étaient lésés, ils le seraient aussi bien dans l'ablation partielle, quand on ne laisse qu'un fragment imperceptible de la glande, que dans l'extirpation totale du pancréas. Enfin, le pancréas étant enlevé, si on greffe sous la peau du ventre de l'animal des fragments de l'organe, comme l'a fait Minkowski, le diabète n'apparaît pas; supprime-t-on ces fragments sous-cutanés, la glycosurie se produit. Comment concilier ce fait avec l'hypothèse de lésions nerveuses?

C'est donc bien directement et par elle-même l'ablation du pancréas qui est la cause du diabète. Il y a bien suppression d'une fonction du pancréas. Cette fonction est-elle comprise dans la sécrétion du suc pancréatique? Non, puisque la ligature du canal de Wirsung ne produit pas le diabète, que l'injection de paraffine, de gélatine ou de suif coloré (Gley) dans les canaux pancréatiques ne détermine qu'une glycosurie passagère, nullement comparable au diabète vrai de Mering et

Minkowski. Il y a lieu cependant de remarquer que, d'après les expériences de Hédon, la suppression de la sécrétion pancréatique ne paraît pas sans effet sur les phénomènes concomitants de la glycosurie, tels que l'azoturie, la polyphagie, l'amaigrissement, etc., mais à coup sûr elle ne produit pas de phénomène capital, l'accumulation du sucre dans le sang et son élimination persistante par l'urine.

Il faut donc admettre, semble-t-il, une fonction spéciale, jusqu'ici inconnue, de la cellule pancréatique, fonction indépendante de la sécrétion du suc pancréatique, comme la glycogénie dans la cellule hépatique est indépendante de la sécrétion biliaire. Ici deux hypothèses sont possibles : ou bien la cellule pancréatique est chargée de produire une substance qui, versée dans le sang, y détruit le sucre à mesure qu'il y pénètre et dont l'absence amène l'hyperglycémie et la glycosurie, ou bien au contraire elle est chargée de détruire une substance dont l'accumulation dans les tissus entraîne une formation exagérée de sucre.

La première hypothèse paraît la plus simple. C'est celle qu'a défendue M. Lépine ; c'est l'ancienne hypothèse de Bence Jones et de Schultzen appropriée aux expériences nouvelles. La cellure pancréatique sécréterait et verserait dans le sang un ferment soluble — *ferment glycolytique* — qui aurait la propriété de détruire le sucre de l'organisme. Ce ferment serait déversé dans le sang par les veines pancréatiques, et se fixerait sur les globules blancs chargés de le répandre dans les tissus. L'expérience de Gley, reproduisant la glycosurie par la seule ligature des veines pancréatiques, semble favorable à cette hypothèse. Lépine et Barral ont essayé de démontrer directement l'existence de ce ferment. Ils ont conclu d'expériences très délicates et par suite très discutables : que le sang d'un chien privé de pancréas perd moins de sucre en un temps donné que le sang d'un chien normal; qu'il en perd au contraire davantage si l'on modifie la circulation du pancréas en sectionnant simplement des nerfs; que le même effet peut être obtenu si on stimule les cellules pancréatiques par une contre-pression exercée dans le canal excréteur de la glande; qu'enfin le pouvoir glycolytique du sang de la veine pancréatique est très supérieur à celui du sang de la veine splénique.

Ces conclusions ont été contredites par divers auteurs, Arnaud, Arthus, Gaglio, Sansoni, les uns soutenant que la glycolyse est une propriété vitale du sang même, les autres qu'il s'agit d'un phénomène cadavérique, d'autres que le procédé de dosage du sucre employé par Lépine et Barral est infidèle, que l'erreur est si facile et les différences si minimes que le même échantillon de sang traité par ce procédé peut donner tantôt des résultats positifs, tantôt des résultats négatifs quant à la preuve du ferment glycolytique.

Si logique que soit l'hypothèse de Lépine, elle ne peut donc être considérée comme démontrée. L'autre hypothèse, celle de l'accumulation dans les tissus d'une substance saccharigène, hypothèse pour laquelle semble pencher Hédon, semble aussi difficile à vérifier que la première, et d'ailleurs, pour le moment du moins, elle ne s'appuie sur aucune expérience précise.

Nous en sommes réduits à accepter le fait expérimental brut, mais sans pouvoir ni l'interpréter, ni en tirer aucune déduction pathogénique. Certes, il serait très satisfaisant de pouvoir admettre qu'il existe deux organes, l'un chargé de fabriquer le sucre, le foie, l'autre, chargé de le détruire, le pancréas, l'équilibre physiologique des deux organes étant maintenu par l'action nerveuse du bulbe. La rupture de cet équilibre dans un sens ou dans l'autre amènerait l'accumulation du sucre dans le sang et le diabète. Il y aurait par suite deux diabètes, l'un par exagération du fonctionnement du foie et excès de fabrication du sucre, *diabète hépatique*, l'autre par affaiblissement ou suppression du fonctionnement du pancréas et défaut de destruction du sucre, *diabète pancréatique*, tous deux d'ailleurs pouvant se combiner à des degrés divers ou se succéder.

Mais ce sont là des vues purement spéculatives tant que l'action propre du pancréas n'aura pas été définitivement précisée. Peut-être le pancréas ne joue-t-il qu'un rôle de régulateur de la fonction glycogénique du foie.

2

Peut-être l'extirpation de cet organe, en modifiant cette fonction, amène simplement une exagération dans la formation du sucre. Mais il reste toujours un fait troublant et inexpliqué, c'est l'absence de toute perturbation et de toute glycosurie pour peu qu'on laisse dans l'abdomen une minime parcelle du pancréas; c'est la disparition du diabète produit si on greffe sous la peau un morceau de la glande.

Tant que ces points ne seront pas éclaircis, il nous paraît impossible de baser une théorie pathogénique du diabète sur les expériences de Mering et Minkowski, qui déclarent eux-mêmes d'ailleurs ne pouvoir que constater le fait expérimental et renoncent à l'expliquer. Ce qu'on peut admettre, en s'appuyant sur les expériences de Hédon et sur de nombreuses autopsies de diabétiques, c'est qu'une lésion profonde du pancréas chez un sujet atteint du diabète aggrave rapidement et accélère la marche de la maladie, — et ceci encore par un mécanisme qui reste lui-même fort obscur et fort difficile à interpréter. Mais pathogéniquement l'idée d'un diabète d'origine purement pancréatique, se rattachant uniquement à des troubles fonctionnels ou à des altérations du pancréas, ne sort pas encore du domaine de l'hypothèse. Le pancréas joue sans doute un rôle important dans les transformations intimes que subit le sucre dans l'organisme, mais nous ne voyons pas encore clairement quel est ce rôle.

Au reste, au point de vue qui nous occupe, c'est-à-dire au point de vue thérapeutique, il n'y a pas lieu d'insister plus longtemps sur ce point. Car, pour l'instant, nous n'avons rien à retirer de ces discussions pathogéniques pour le traitement de la maladie. La seule déduction permise serait, si l'on admet l'idée que Brown-Sequard soutient depuis 1869, que les glandes ont des sécrétions internes et versent dans le sang des substances nécessaires aux actes de l'organisme, d'interpréter par cette idée les recherches de Minkowski, et pratiquement d'appliquer aux diabétiques les principes du traitement par les injections sous-cutanées d'extraits de sucs glandulaires. Dans cet ordre d'idées, l'extrait de tissu pancréatique deviendrait le remède spécifique du diabète. Les quelques tentatives faites dans ce sens ne sont guère favorables à la théorie.

II

On peut multiplier à l'infini les formes du diabète ou les réduire au minimum, suivant que l'on possède l'esprit d'analyse ou de synthèse. Il n'est pas difficile de créer des types en médecine, tantôt en accentuant et en grossissant certains détails, tantôt en atténuant ou en éliminant certains symptômes. Cela n'a pas grande importance tant qu'on n'a d'autre but qu'une exposition plus claire des faits ; mais c'est de conséquence plus grave si des types esquissés on a la prétention de faire des espèces distinctes.

Quand Frerichs décrit des formes anatomo-pathologiques, des formes étiologiques, des formes cliniques, on peut approuver ou blâmer cette multiplicité de divisions, mais ce n'est là qu'une manière de classer les faits, et il est facile de s'entendre.

Mais quand Lancereaux décrit trois formes de diabète, un diabète gras ou herpétique, un diabète maigre ou pancréatique, et entre les deux un diabète traumatique ou nerveux, qui n'est sans doute ni gras, ni maigre, et qu'il prétend faire de ces trois formes arbitraires trois maladies distinctes, il abuse du droit de synthèse et force les analogies et les faits pour justifier ses déductions.

Nous l'avons déjà dit bien des fois, on ne saurait admettre un diabète « gras » au sens où le prend Lancereaux, après Seegen. Tout diabétique maigrit, par le fait même qu'il est diabétique; il maigrit plus ou moins vite, il maigrit d'une manière plus ou moins apparente, mais enfin il maigrit, il suffit de le peser pour constater qu'il perd de son poids, tant que la maladie est abandonnée à elle-même, et que, s'il reprend de l'embonpoint, c'est que, grâce au traitement ou spontanément, la marche de l'affection est enrayée ou améliorée.

Qu'il y ait des gens gras qui deviennent diabétiques;

que ces gens gras soient souvent des goutteux, ou des herpétiques, comme dit Lancereaux ; que chez eux l'amaigrissement soit masqué par l'embonpoint primitif, soit ; mais enfin on peut être gras et même obèse sans être goutteux ou herpétique, et devenir diabétique ; d'autre part, un goutteux diabétique peut être maigre et présenter l'évolution morbide attribuée au diabète gras ; enfin, nous ne pouvons pas admettre que, goutteux ou non, le diabète puisse jamais déterminer, même dans ses premières phases, ni augmentation de poids, ni embonpoint.

L'amaigrissement est pour nous un phénomène aussi constant, aussi entièrement lié au diabète que la glycosurie. Il est le fait du vice même de la nutrition, quelle qu'en soit la cause première, que traduit la présence du sucre dans l'urine. Au début, ce vice de nutrition porte surtout sur les féculents ; à la longue, et sans doute d'emblée dans les formes graves, il porte aussi sur les graisses et les matières azotées. On comprend que la polyphagie puisse pendant un temps compenser les conséquences de la nutrition défectueuse. Mais cet état ne peut se prolonger sans que l'organisme ressente les effets de cette utilisation impropre des substances alimentaires, et le premier de ces effets est l'amaigrissement et la perte des forces.

Cet amaigrissement primitif, direct en quelque sorte, doit être distingué de l'amaigrissement plus tardif, secondaire, qui est le fait des diverses complications auxquelles le diabétique est exposé et dont la tuberculose pulmonaire est l'exemple le plus commun. Il peut être plus ou moins précoce, plus ou moins rapide, continu ou intermittent, suivant que le diabète lui-même est plus ou moins grave, à marche aiguë ou chronique. Mais cette consomption rapide ou lente ne saurait servir de base à une distinction tranchée entre telle ou telle forme de la maladie; c'est une question d'évolution, non une question d'espèce.

Il n'est pas plus justifié de réunir les formes graves du diabète sous le nom de diabète maigre et de les attribuer à une lésion du pancréas sous le nom de diabète pancréatique. Sans doute l'amaigrissement rapide et continu est un symptôme d'une grande gravité; mais on ne peut en faire la caractéristique d'une forme spéciale au détriment d'une autre. En l'absence de toute lésion du pancréas, on observe cet amaigrissement : 1° dans les diabètes à marche aiguë avec glycosurie intense dépensant 500 à 600 grammes de sucre par jour; 2° dans les diabètes compliqués de tuberculose pulmonaire. Que la consomption rapide existe aussi quand le pancréas est profondément altéré ou désorganisé, c'est possible, et les expériences de Hédon peuvent en fournir l'explication. La lésion pancréatique serait alors une complication aggravante du diabète, au même titre que la phtisie pulmonaire. Mais, comme nous l'avons dit, tant qu'on ne connaîtra pas exactement le rôle vrai du pancréas dans l'évolution du sucre, on n'est pas autorisé à affirmer que la lésion pancréatique, lithiase, sclérose, atrophie, etc., est la cause du diabète, d'abord parce que très nombreux sont les cas où ces altérations existent sans la moindre apparence de diabète maigre ou autre, et ensuite parce que tous les symptômes et l'évolution rapide attribués au diabète pancréatique s'observent chez des diabétiques dont l'autopsie ne révèle aucune lésion macroscopique ou microscopique de l'organe incriminé. Un des élèves de Lancereaux, M. Thiroloix, a justement communiqué tout récemment à la Société anatomique une observation minutieusement étudiée de ce genre où tous les symptômes pendant la vie imposaient le diagnostic du diabète maigre pancréatique, et où l'autopsie a montré néanmoins le pancréas absolument sain.

Quant au troisième type, le diabète traumatique ou nerveux, c'est une simple variété étiologique, si on le prend au sens littéral du mot « traumatique »; et, si on le prend au sens général de diabète d'origine nerveuse, c'est le diabète même tout entier. Quelle que soit, en effet, la part que la physiologie expérimentale réussira à attribuer au foie ou au pancréas, il faudra toujours admettre que le *primum movens* de la perturbation de l'assimilation glycogénique, comme de toute perturbation trophique, est d'origine nerveuse ; que le système nerveux, le bulbe sans doute, soit brusquement ébranlé par une commotion physique ou morale, ou lentement impressionné par des influences psychiques, ou modifié au contact d'un sang vicié soit par la présence d'un excès d'acide urique, soit par l'action d'une toxine microbienne.

Dans l'état actuel des choses, toute tentative de démembrement du diabète nous paraît donc au moins prématurée, sinon tout à fait arbitraire. Sous le nom de diabète, il n'y a pas plusieurs états pathologiques distincts, il n'y en a qu'un, caractérisé par l'accumulation du sucre dans le sang et par les conséquences de cette accumulation. Comme toute maladie, cet état pathologique peut être variable dans ses causes, dans sa marche, dans son évolution, mais aucun trait caractéristique ne permet de faire de ces différences d'aspect des différences d'espèce.

Il y a des diabètes à marche aiguë et des diabètes à marche lente ou chronique, mais un diabète chronique, mal surveillé ou non soigné, peut prendre une allure aiguë, et un diabète aigu, rationnellement traité, peut passer à une évolution moins rapide et se comporter par la suite comme un diabète chronique.

Il y a des formes bénignes et des formes graves, mais tous les intermédiaires existent entre ces deux extrêmes, et les formes graves, prises à temps, peuvent s'atténuer, comme les formes bénignes peuvent progressivement s'aggraver jusqu'à la cachexie et l'acétonémie.

Si dans les hôpitaux nous voyons surtout des formes qui apparaissent graves d'emblée et le plus souvent intraitables, c'est que les premières phases de la maladie échappent forcément à l'observation, ces malades ne venant consulter le médecin que lorsque l'épuisement de leurs forces les oblige à cesser tout travail.

Si les diabètes légers prédominent au contraire dans la clientèle de la ville, s'il nous est possible le plus souvent de prolonger en quelque sorte indéfiniment la maladie sous cette forme atténuée, c'est que l'habitude d'examiner les urines permet de déceler de bonne heure chez les malades la présence du sucre, et qu'une surveillance attentive et un régime approprié empêchent l'exagération de la glycémie et en restreignent les effets dans des limites compatibles avec le fonctionnement physiologique de l'organisme.

Cela dit, nous nous bornerons, pour faciliter les indications thérapeutiques, à classer les cas de diabète sous les trois chefs suivants :

Formes légères ;

Formes graves ;

Formes très graves.

Fixons d'abord les limites et les caractères de ces trois groupes.

1° Les *formes légères* se caractérisent par les traits suivants : la glycosurie ne dépasse pas 50 à 100 grammes de sucre par vingt-quatre heures ; en général, elle se maintient au-dessous de ce chiffre ; la polyurie est à peine marquée, 2 litres en général d'urine par jour ; le chiffre de l'urée est augmenté, en général, dans de fortes proportions ; la densité varie entre 1022 et 1030 ; l'acide urique est habituellement notablement augmenté, et il est ordinaire que l'urine laisse déposer un sédiment de sable jaune. La glycosurie s'observe surtout dans l'urine du jour et peut manquer dans l'urine de la nuit. Elle est facilement atténuée par le régime et peut même disparaître complètement.

Ces formes s'observent chez des gens qui peuvent conserver les apparences d'une bonne santé et sans troubles bien marqués de l'état général. Elles correspondent aux différentes formes du diabète goutteux que nous avons appelées diabète *latent, intermittent, atténué*. Elles se rencontrent chez des goutteux avérés, atteints de goutte articulaire ou de coliques néphrétiques, ou chez des personnes appartenant à des familles où la goutte et le diabète sont héréditaires.

2° Dans les *formes graves* nous rangeons les cas où la glycosurie atteint de 100 à 300 grammes par jour ; la polyurie est ici très prononcée : 4, 5, 6 litres par vingt-quatre heures, avec une densité variant de 1025 à 1040, de même que tous les symptômes classiques du diabète.

L'urée est en excès et atteint la moyenne quotidienne de 60 à 80 grammes. Les variations de l'acide urique sont difficilement appréciables, en raison de la dilution extrême de la secrétion urinaire; le taux pour 1000 est très faible, mais la quantité totale atteint et dépasse plus ou moins l'excrétion normale. On peut encore par un régime et un traitement rigoureux faire baisser considérablement la glycosurie, mais on n'arrive pas à la faire disparaître complètement.

Ces formes s'observent d'emblée chez les sujets soumis à une dépression brusque ou à une vive excitation du système nerveux, chagrins, préoccupations d'affaires, émotion violente, mais elles peuvent aussi n'être que l'exagération des formes légères non traitées par négligence ou par examen incomplet.

3° Dans les *formes très graves* il faut distinguer celles qui sont *primitivement* graves et celles qui deviennent graves *secondairement*. Les premières correspondent au diabète aigu, à marche rapide, qui tue presque fatalement en quelques mois; la polyurie y est extrême, 10 litres et plus en vingt-quatre heures; la glycosurie atteint les chiffres énormes de 500 et 1,000 grammes; l'azoturie dépasse 100 grammes; l'acide diacétique et l'acétone apparaissent de bonne heure dans l'urine; la consomption et l'amaigrissement se produisent avec une rapidité et une continuité effrayantes. Les formes graves aiguës se voient surtout chez l'enfant et les sujets encore jeunes. Ce sont elles que Lancereaux rattache au diabète pancréatique : opinion erronée à notre avis, car les faits ne manquent pas où l'autopsie de pareils cas ne montre aucune lésion du pancréas et où l'étiologie est la même que pour les formes moyennes, soucis, chagrins, émotions.

Les formes graves secondairement, qu'il vaudrait même appeler *formes aggravées*, ne doivent pas être confondues avec le diabète aigu. Ici le diabète n'est pas grave par lui-même (la glycosurie et la polyurie peuvent ne pas dépasser les chiffres des formes légères), il le devient du fait des complications surajoutées à la maladie première, qui jusqu'alors pouvait être classée parmi les formes moyennes ou même légères. Par ordre de fréquence, l'aggravation peut tenir : 1º à la tuberculose pulmonaire; 2º à l'acétonémie; 3º à des lésions rénales avec albuminurie, œdème et urémie; 4º à des lésions pancréatiques profondes.

Tels sont les divers aspects cliniques sous lesquels peut se présenter le diabète; mais encore une fois ces divisions n'ont rien d'absolu, et bien que les formes graves soient le plus souvent intraitables, bien que les formes légères convenablement traitées restent d'ordinaire bénignes, le passage d'une forme à l'autre est toujours possible.

CHAPITRE II

LE RÉGIME ET L'HYGIÈNE DES DIABÉTIQUES

Tout le monde est d'accord sur le point que le traitement du diabète doit être surtout hygiénique. Théoriquement rien de plus facile que de formuler les règles d'une bonne hygiène antidiabétique; elles se résument dans ces deux prescriptions, corollaire des deux termes fondamentaux de toutes les théories pathogéniques de la maladie: éviter tout ce qui peut exagérer la formation, faire tout ce qui peut activer la destruction du sucre dans l'organisme. Pratiquement, la difficulté consiste à concilier les exigences de la théorie avec les besoins du corps humain.

Les théoriciens purs ne tiennent aucun compte de cette difficulté, surtout en ce qui concerne le régime alimentaire; du moment que leur régime théorique répond aux exigences de la maladie, peu leur importent les besoins du malade. De là les régimes exclusifs.

§ I. — RÉGIMES ALIMENTAIRES EXCLUSIFS

A. *Régime carné.* — Le plus féroce à cet égard est Cantani, avec sa diète carnée. Son excuse est dans l'abus que les Italiens ses compatriotes font des farineux et des sucreries. Sur 168 diabétiques, il a constaté cent soixante et une fois cet abus des aliments amylacés et sucrés, avec défaut d'aliments azotés; les malades riches ne mangeaient de la viande qu'une ou deux fois par semaine, et les pauvres, une ou deux fois dans l'année, aux grandes fêtes; 56 de ses diabétiques lui avouèrent avoir fait « un abus vraiment extraordinaire de fécules et de fruits ».

L'idée devait donc naturellement lui venir de substituer à ce régime exclusif des farineux un régime diamétralement opposé. Il ne permit donc aux diabétiques que de la viande et des graisses. « J'entends, dit-il, par *diète carnée grasse rigoureuse* que le malade ne mange absolument que les aliments appelés *viandes* ou *graisses*, et cela à tous les repas. » La viande peut être prise à tous les animaux *vertébrés*, au sens zoologique du mot. A cela il joint l'huile d'olives et les graisses animales de toute espèce; mais il défend le *beurre* en raison des traces de sucre de lait qu'il contient. Il recommande de prendre la plus grande quantité possible de ces graisses, pourvu qu'elles soient digérées, et, pour les rendre plus facilement assimilables, il ordonne ce qu'il appelle les *graisses pancréatisées*, c'està-dire un mélange de saindoux et de pancréas frais de veau, de bœuf, d'agneau ou de chevreau, coupé en petits morceaux, mélange qu'on fait légèrement frire après l'avoir laissé digérer artificiellement pendant trois à quatre heures.

Comme boisson, Cantani ne permet que l'eau pure ou l'eau de seltz artificielle, et, pour ceux qui sont trop habitués au vin, l'eau avec un peu d'alcool rectifié pur des pharmacies, 10 à 30 grammes d'alcool par vingt-quatre heures.

Tout autre aliment est rigoureusement interdit. Sont prohibés le lait et les laitages, y compris le beurre et le fromage, les citrons, les oranges, tous les fruits même acides, les pêches, les poires, permises par Seegen et Bouchardat, le vinaigre, le vin, le rhum, le cognac, les légumes verts, les racines, les farineux, les bonbons, douceurs, gelées, limonades, le chocolat, le thé, le café et tous les médicaments qui contiennent du sucre ou des substances qui peuvent se transformer en sucre dans l'organisme [1].

« Il ne faut tenir aucun compte, déclare Cantani, des plaintes d'un grand nombre de malades. » Cela est facile à dire; mais il est certain qu'il serait impossible de faire accepter un pareil régime à un diabétique, à moins de le tenir rigoureusement sous clef.

Dans la suite, Cantani a adouci un peu la sévérité de son régime carné. Il ne défend plus le beurre; il permet le café et le thé, les crustacés, les mollusques, huîtres, moules, bien qu'ils contiennent une grande quantité de glycogène. Le régime doit être suivi pen-

---

1. CANTANI, le *Diabète sucré*. Trad. fr. par Charvet, 1876.

dant trois mois au moins; on revient ensuite progressivement et avec prudence à une alimentation moins exclusive.

Le régime de Cantani est certainement très rationnel; en supprimant complètement les féculents et le sucre, on prive le foie de toute substance capable de produire du glycogène en excès et Cantani pense que l'hypersécrétion du foie doit arriver ainsi, faute d'aliments, à s'atténuer et à disparaître. Les matières albuminoïdes doivent servir à compenser les dépenses exagérées que crée le diabète. Les graisses sont destinées à remplacer les matières amylacées dans les combustions hydrocarburées dont l'organisme ne saurait se passer.

Mais, sans parler de l'impossibité pratique d'obtenir le consentement des malades, sans parler du dégoût et des troubles gastro-intestinaux auxquels conduit nécessairement l'usage prolongé d'une semblable alimentation, le régime carné exclusif est-il sans dangers? Il diminue la glycosurie, cela n'est pas contestable, mais il expose le diabétique aux accidents de l'acétonémie.

Ebstein en 1881 a signalé le fait à l'occasion d'un de ses malades qui avait été pris de coma diabétique au moment où on le soumettait au régime de la viande; les phénomènes graves se modifièrent sous l'action d'un régime mixte. Ebstein supposait que l'abus des matières azotées détermine la nécrose de l'épithélium rénal, qui, d'après lui, favorise l'intoxication. Dans un second travail, il insiste sur ce fait qu'en prescrivant le régime carné il faut noter avec soin la présence ou l'augmentation de la réaction diacéturique de l'urine (coloration rouge par le perchlorure de fer) [1].

En même temps, Jœnicke concluait de l'observation de trois diabétiques de la clinique de Biermer que le régime exclusif de la viande est une cause de production exagérée d'acide diacétique dans l'urine [2].

Rosenfeld, Caplike, Bond et Windle ont constaté de même que, sous l'influence de la diète carnée, on voit apparaître dans l'urine les réactions que donnent l'acide diacétique et l'acétone.

Les recherches d'Auerbach tendent à la même conclusion, en montrant qu'un régime trop azoté augmente l'acidité des liquides organiques ou plutôt en diminue l'alcalinité, et la diminution de l'alcalinité du sang est une des caractéristiques du coma diabétique.

L'exclusivisme de Cantani est donc inadmissible; pour notre part, même avec une glycosurie considérable, nous ne prescrivons jamais une alimentation aussi absolue. Nous ne dirons pas avec Pavy que, si le diabète non traité aboutit à la phtisie, le diabète traité aboutit à l'acétonémie, mais nous dirons que le diabétique *trop traité* est exposé à des accidents aussi graves que le diabétique trop négligent. En règle

1. EBSTEIN, *Arch. fur klin. med.*, 1881 et 1882.
2. JŒNICKE. *Arch. per klin. med.*, 1882.

générale, il ne faut jamais s'attacher à faire disparaître complètement et trop brusquement le sucre de l'urine des diabétiques.

B. *Régime lacté.* — La diète lactée, telle que l'a conseillée Donkin, soulève d'autres objections [1]. Donkin prescrit le lait écrémé, débarrassé par conséquent des matières grasses qui, d'après l'auteur anglais, augmenteraient la formation du sucre. Tout autre aliment est supprimé. On commence par la dose de 2 litres et demi à 4 litres, qu'on élève peu à peu, suivant l'âge, le sexe et les forces du malade; on arrive ainsi jusqu'à 6 et 7 litres par jour. Le lait doit être pris cru ou légèrement tiédi, à 38° ou 40°; il ne faut pas le faire bouillir, l'ébullition modifiant la caséine.

Sous l'influence de ce régime, d'après Donkin, le sucre baisserait rapidement dans l'urine pour disparaître dès le quatorzième ou le quinzième jour, sauf dans les cas graves; en même temps, la densité de l'urine s'abaisserait jusqu'à la normale et même au-dessous, l'amaigrissement cesse et le malade reprend ses forces.

Ce résultat obtenu, l'usage du lait doit être continué encore pendant deux à six semaines. Puis on en diminue peu à peu la quantité, et l'on revient à la viande et aux végétaux, d'abord à l'un des repas, puis aux deux. Si

1. DONKIN, *On the relation between diabetes and food.* London, 1875.

la glycosurie reparaît, il faut revenir à l'usage exclusif du lait.

Selon Donkin, il est peu de diabétiques qui ne se trouvent bien de cette cure. Toutefois, elle ne réussit pas dans tous les cas. Quand le diabète est avancé, on ne doit pas s'attendre à la guérison. Mais même alors la diète lactée est encore utile, elle diminuerait la glycosurie, enrayerait du moins la marche de la maladie, et combattrait avantageusement les complications thoraciques.

Les résultats si favorables obtenus par l'auteur anglais n'ont pas été confirmés par les recherches ultérieures. Les expériences de Kulz en particulier ne justifient pas les assertions de Donkin. Théoriquement, d'ailleurs, le régime exclusif du lait est fort discutable. Il fournit bien au diabétique une quantité suffisante, d'albuminoïdes, mais, en le privant des matières grasses écrémées, il le met, au point de vue des hydrocarbures nécessaires à la combustion, dans un état d'infériorité qui en se prolongeant ne peut que lui être nuisible. En outre, le lait contient 4 à 5 p. 100 d'une substance sucrée, la lactose, qui ne peut être regardée comme une quantité négligeable.

Sans doute tous les diabétiques ne se comportent pas de même à l'égard du sucre de lait. Les uns, comme l'a montré Kulz, le brûlent complètement. Chez d'autres, peut-être, il passe tel quel dans l'urine, comme chez les individus sains où de Jong et Moritz ont constaté une véritable lactosurie normale. Mais chez beaucoup aussi il est transformé en glycose et dès lors augmente l'excrétion du sucre dans l'urine. Il faut donc en tout cas tâter en quelque sorte l'aptitude du sujet avant de le soumettre au régime exclusif du lait.

Pour notre part, nous ne nions pas dans certaines conditions les bons effets du régime lacté, prescrit d'une manière temporaire, chez les diabétiques. Nous avons noté chez la plupart des malades qui en faisaient usage un amendement passager; mais, dès la suspension du régime, la glycosurie reparaissait au même taux qu'antérieurement, et nous n'avons jamais, pas plus que Kulz, constaté un seul cas de guérison confirmant les conclusions trop optimistes de Donkin.

Donc, de ces deux régimes exclusifs, diète carnée, diète lactée, l'un, théoriquement rationnel, est pratiquement intolérable et de plus dangereux; l'autre, tolérable à la rigueur, ne répond pas aux exigences de la théorie et de plus ne donne pas les résultats pratiques qu'on lui attribue. En conséquence et sans entrer dans d'autres considérations qui trouveront leur place ailleurs, il nous paraît inutile d'imposer aux diabétiques ni l'une ni l'autre de ces alimentations exclusives.

§ II. — Alimentation raisonnée

Il n'en reste pas moins vrai que le diabétique doit surveiller de près son alimentation, et bien que, féculente, graisseuse ou azotée, toute substance alimentaire puisse être transformée en glycogène et servir à faire du sucre, il est indiscutable que cette transformation est plus facile pour certaines de ces substances que pour d'autres. Un choix s'impose donc parmi les aliments usuels dont quelques-uns doivent et peuvent être absolument supprimés sans inconvénient.

La règle fondamentale qui doit dominer l'alimentation du diabétique est la suppression ou du moins la réduction au minimum des aliments sucrés ou féculents. Sur ce point, il ne saurait y avoir de contestation.

A. *Le sucre.* — Nous sommes loin de l'époque où Piorry prescrivait le sucre à haute dose contre la glycosurie, sous le prétexte spécieux que les diabétiques perdant incessamment du sucre, il fallait compenser, par l'ingestion d'une quantité équivalente, la perte excrétoire quotidienne. Le sucre, les aliments et les boissons sucrés doivent être totalement interdits aux diabétiques. Il n'y a aucune raison de faire sur ce point la moindre concession. Il n'y a ni inconvénient, ni difficulté sérieuse à se déshabituer du sucre.

On s'est cependant demandé si la saveur sucrée de certaines substances pouvait en faire un succédané du sucre. Bouchardat conseillait aux diabétiques qui ne pouvaient se décider à prendre leur café sans sucre la glycérine pure en manière d'édulcorant. Nous croyons qu'il est plus facile de s'habituer à prendre le café sans sucre qu'à le prendre additionné de glycérine. Mais cela est affaire de goût individuel, et à doses modérées la glycérine nous paraît sans inconvénient.

Il n'en est pas de même de la saccharine ou sucre de houille, dont la découverte a fait naître des espérances vite déçues. Bien que la saccharine, trois cents fois aussi sucrée que le sucre, puisse être employée à très faibles doses, cinq centigrammes équivalant comme pouvoir édulcorant à un morceau de sucre ordinaire, son emploi prolongé, même en si minime quantité, devient rapidement nuisible. Elle entrave la digestion, trouble l'appétit et devient dès lors une cause de dénutrition. Nous n'en conseillons pas l'usage.

On a voulu utiliser d'autres sucres, mannite et levulose. Kulz conseillait de sucrer le café avec la mannite, qui, d'après lui, n'augmente pas la glycosurie. Mais la mannite est mal tolérée, et, comme la saccharine, détermine promptement des troubles dyspeptiques. Quant à la levulose, elle serait bien assimilée, et, même prise à hautes doses, elle ne passerait pas, d'après Worm-Muller, dans l'urine des diabétiques Mais son prix élevé ne permet guère son emploi dans l'alimentation usuelle.

B. Les fruits. — En règle générale, l'interdiction des fruits est le corollaire naturel de la prohibition du sucre et des aliments sucrés. Il est permis cependant de faire fléchir ici, dans certains cas, la sévérité de la règle. Voici, d'après Tollens, la teneur en sucre de quelques fruits :

```
Pêches.........................    1 à  2 p. 100
Abricots.......................    2 à  3    —
Prunes.........................    2 à  4    —
Framboises, fraises, groseilles   4 à  7    —
Pommes et poires...............    7 à  8    —
Cerises........................   10 à 11    —
Raisins, suivant l'espèce, l'an-
    née, etc...................   10 à 30    —
```

Ce tableau peut servir de guide dans le choix des fruits à autoriser chez certains diabétiques. En raison de leur richesse en sucre, les cerises et les raisins doivent être absolument prohibés.

Bouchardat pensait que les fruits les moins dangereux sont les poires et les pêches. Il les permettait quand l'urine du diabétique ne contenait pas de sucre. Kulz croit que l'on peut autoriser les pommes et les poires en quantité modérée, ces fruits contenant surtout de la lévulose qui n'augmente pas le sucre de l'urine. Dujardin-Beaumetz dit que « le melon, les groseilles, les framboises et même l'orange peuvent être donnés dans une certaine limite ». Il est à noter, toutefois, que l'orange contient autant de sucre que les cerises, 10 p. 100.

Pour notre part, lorsqu'il n'y a pas lieu d'imposer un régime sévère au malade, nous permettons l'usage modéré des pommes, des poires et des pêches.

Les racines qui contiennent du sucre de canne, comme les betteraves, les carottes, les navets, les raves, les oignons, etc., doivent être placées, à côté des fruits parmi les aliments à interdire.

C. *Le pain.* — La question du pain est une des plus intéressantes du régime des diabétiques. En principe, le pain, comme tous les aliments riches en hydrates de carbone, est nuisible à ces malades et doit leur être interdit. Mais, si certains diabétiques se prêtent assez facilement à cette interdiction, pour l'immense majorité, elle constitue une privation presque intolérable et une véritable torture de tous les instants.

On s'est donc ingénié, comme pour le sucre, à trouver un succédané au pain. Il faut bien reconnaître que tous les essais tentés dans ce sens n'ont donné que des résultats incomplets.

Le pain de gluten est un des plus connus et des plus employés. « 200 grammes de ce pain, dit Bouchardat, avec une bonne nourriture animale, peuvent suffire et la proportion de fécule ingérée dans un jour se trouve réduite à 35 grammes environ. » Malheureusement, la proportion de fécule est bien plus considérable. D'après les recherches de Mazet et de Boussingault, le pain de gluten, en général, contient de 16 à 44 pour

100 de fécule (le pain ordinaire en renferme de 40 à 72 p. 100). Les diabétiques qui s'imaginent volontiers que ce pain est inoffensif en mangent souvent avec excès, tant qu'ils n'en sont pas dégoûtés, de façon que le résultat cherché, privation de féculents, est loin d'être obtenu[1].

En outre, le pain de gluten est d'un goût désagréable et d'une digestion difficile, et le malade ne peut en continuer longtemps l'usage sans présenter des troubles gastro-intestinaux qui dans le diabète peuvent toujours être le prélude des accidents redoutables de l'acétonémie.

Il en est de même des autres variétés de pain de son, d'amandes, de farine de sarrasin. Le pain de son, de Prout, fait avec du son débarrassé d'amidon par le lavage, contient moins de fécule que le pain de gluten, mais il est beaucoup plus indigeste, parce qu'il est formé presque uniquement de cellulose.

Les gâteaux de Camplin, confectionnés en ajoutant au son ainsi préparé des œufs, du beurre et du lait, offrent les mêmes inconvénients digestifs; ils sont, d'ailleurs, d'après Pavy, fades de goût et secs. Le pain d'amandes de Pavy, fait avec une pâte d'amandes

---

1. On peut en dire autant de l'échaudé, que les diabétiques, en raison sans doute de la légèreté apparente de la pâte, croient sans inconvénient pour eux. L'échaudé renferme 54 p. 100 d'amidon, c'est-à-dire autant de fécule que le pain ordinaire.

débarrassées de sucre par la coction et le lavage à l'eau acidulée, ne renferme presque pas de fécule; il contient 24 p. 100 d'émulsine et 54 p. 100 de graisses; théoriquement, c'est donc un bon aliment. Mais, d'après Seegen, il est mal toléré par l'estomac, en raison de sa richesse en graisses, et d'ailleurs sa cherté en limitera toujours forcément l'emploi.

On a proposé de substituer la farine de sarrasin à la farine de froment; cela nous paraît au moins inutile, puisque la farine de sarrasin contient environ 70 p. 100 d'amidon. Quant au pain à la viande, sorte de galette faite d'un mélange de hachis de viande et de farine de sarrasin, le baron Luhdorf, qui l'a imaginé, déclare qu'il est d'un goût agréable et peut remplacer avantageusement le pain. Il reste toujours passible du reproche de contenir trop d'amidon et, quant au goût agréable, c'est affaire d'appréciation personnelle [1].

1. Voici la recette du pain de viande du baron Luhdorf. On prend 2 livres de viande, moitié viande grasse de porc, moitié bœuf. On enlève les os et les cartilages, on hache finement et on fait cuire dans trois quarts de litre de bouillon, avec poivre et sel. On verse alors en remuant continuellement environ une livre de sarrasin, de façon que la masse au bout d'une demi-heure à trois quarts d'heure soit devenue ferme et se détache de la casserole On en remplit des plats de faïence et on conserve dans un endroit frais. En été, on peut le garder huit jours, en hiver, seize jours. Quand on veut s'en servir, on le coupe en tranches de l'épaisseur du doigt et on fait frire au beurre ou à la graisse dans une casserole découverte jusqu'à ce qu'il devienne croustillant.

Parlerons-nous du *pain de soja*, qu'on a voulu introduire il y a trois ou quatre ans dans l'alimentation du diabétique? Ce pain est fabriqué avec une farine provenant d'une sorte de fève, graine de *soja hispida*, plante originaire de la Chine et du Japon. Mais cette farine contient près de 40 p. 100 d'hydrates de carbone. Elle n'offre donc pas de bien grands avantages au point de vue de la restriction des féculents. Mais elle renferme en outre une huile essentielle d'une saveur répugnante, et le goût désagréable du pain de soja n'est pas pour le faire accepter avec facilité aux diabétiques. Dès lors, à quoi bon leur imposer ce nouvel aliment dont l'inutilité n'est même pas compensée par l'agrément?

Récemment, Ebstein a expérimenté et recommandé chez les diabétiques un produit préparé par Hundhausen sous le nom d'*aleuronat*. L'aleurone est une variété de gluten renfermant 80 p. 100 d'albumine. D'après Hundhausen, sa composition serait constante, ce qui permet d'avoir un pain de composition fixe et définie. On peut avec l'aleurone faire un pain sans traces d'amidon, en lui enlevant complètement sa fécule par une digestion dans l'eau salée. Mais ce pain n'est plus alors ce que nous appelons « du pain » et le goût particulier de ce produit n'en permettrait qu'un usage restreint. Si l'on tient à avoir un pain utilisable pour l'alimentation, il faut toujours ajouter de la farine. Un pain contenant en poids sec 50 à 55 p. 100 d'albumine végétale est tout ce qu'on peut imposer aux diabétiques. D'après Ebstein, un mélange à parties égales d'aleurone de Hundhausen ét de farine de froment donne un pain renfermant 50 p. 100 de substances azotées. 250 grammes de ce pain par jour fourniront donc au diabétique 80 grammes d'albumine végétale et 74 grammes environ d'hydrates de carbone.

On peut ainsi graduer assez exactement, selon les circonstances, les quantités de substances azotées et amylacées prises par les diabétiques. Ce pain serait en outre, d'après Max Gruber, digéré sans fatigue et sans trouble digestif; son goût est agréable. La supériorité d'un pareil produit sur le pain ordinaire de [gluten est évidente. Si les assertions d'Ebstein sont justifiées, on aurait là un adjuvant utile pour l'alimentation des diabétiques.

Mais, abstraction faite de l'aleurone, dont la valeur n'est pas encore absolument établie, les autres variétés de pain imaginées pour remplacer le pain ordinaire nous paraissent plus nuisibles qu'utiles. Les unes sont trop coûteuses, les autres sont désagréables au goût ou entretiennent une confiance trompeuse; toutes sont indigestes et à la longue troublent les fonctions de l'estomac.

Pour notre part, quand nous jugeons nécessaire de prescrire le pain de gluten, nous ne le faisons que d'une manière temporaire, en ayant toujours soin de préciser la durée du régime et la quantité de gluten qu'on doit prendre chaque jour.

Dans l'alimentation ordinaire du diabétique, nous préférons autoriser une quantité limitée de pain ordinaire, 40 à 50 grammes à chaque repas. Bien que, d'après Esbach, la croûte du pain renferme plus de fécule que la mie, mieux vaut permettre la croûte que la mie de pain rassis, non pour la raison que donne Dujardin-Beaumetz, parce que les diabétiques, ayant les gencives habituellement malades, seront ainsi moins portés à dépasser la quantité permise, mais simplement parce que la croûte est d'une digestion plus facile que la mie.

D. *Les autres farineux.* — Il est inutile d'insister sur la nécessité de supprimer tous les autres aliments riches en amidon. Il n'y a d'ailleurs de difficultés que pour le pain. Mais, de même que le froment, le seigle, le maïs, le riz, qui renferment de 60 à 80 p. 100 d'amidon, les pois, les lentilles, les haricots, les fèves, qui en renferment 50 p. 100, les châtaignes, qui en contiennent 25 à 30 p. 100, toutes les fécules alimentaires, toutes les pâtes : vermicelle, semoule, macaroni, toutes les pâtisseries, etc., doivent être bannis de la table du diabétique.

On peut se montrer beaucoup moins sévère pour la pomme de terre. La pomme de terre ne renferme en effet que 17 à 20 p. 100 d'amidon, moins par conséquent que le meilleur pain de gluten. Boussingault disait déjà : « D'après sa constitution, la pomme de terre serait probablement le meilleur succédané du pain, dans le régime des diabétiques : d'abord elle n'a pas de saveur propre, ce qui est, dans le cas particulier, une qualité essentielle ; ensuite 200 grammes de ce tubercule cuit à l'eau ou rôti sous la cendre n'apporteraient pas sensiblement plus de fécule que 72 grammes de pain de boulanger, et il est vraisemblable que les malades le préféreraient à 100 grammes de pain de gluten ; je rappellerai que, dans plusieurs contrées, la pomme de terre remplace pour une grande partie le pain dans l'alimentation normale. »

Nous ne comprenons pas pourquoi Ebstein déclare avec tant de raideur que « les pommes de terre, à son avis, doivent être absolument supprimées dans le régime des diabétiques ».

Qu'on ne permette pas aux diabétiques de manger des pommes de terre à leur guise et tous les jours, soit ; mais nous ne voyons aucun inconvénient à leur permettre de temps à autre de remplacer leurs 50 grammes de pain par 100 à 150 grammes de pommes de terre, bouillies ou rôties sous la cendre et mangées avec du beurre.

E. *Les légumes.* — Les légumes, qui renferment de 85 à 95 p. 100 d'eau, ne fournissent pas grande ressource au point de vue de la nutrition même. Mais ils permettent de varier l'alimentation carnée du diabétique, de satisfaire sa faim, de combattre la constipation ; les légumes herbacés offrent en outre un moyen commode et agréable, par leur association à l'huile et au beurre, de faire prendre la quantité de graisses nécessaire pour compenser la suppression des féculents.

Ils contiennent cependant des sels alcalins et terreux qui peuvent être utilisés par l'organisme, et, d'autre part, des hydrates de carbone d'espèce différente qui peuvent être plus ou moins nuisibles.

A ce point de vue, on pourrait avec Naunyn les diviser en deux groupes, suivant qu'ils renferment des hydro-carbures utilisables par le diabétique, mannite, inuline, inosite, ou des hydrocarbures transformables en glycose.

Dans le premier groupe il faut ranger les racines de topinambour, qui, d'après Naunyn, ne contiennent avec des traces de sucre que de l'inuline ; mais la quantité de sucre, d'après Tollens, pourrait atteindre 3 à 6 p. 100 ; d'ailleurs, le topinambour a un goût fade qui déplaît vite au malade.

Les tubercules de stachys, récemment importés de la Chine et du Japon et connus à Paris sous le nom de *crosnes*, offrent un aliment de goût plus agréable. Ils ne contiennent guère que de l'inuline, d'après Naunyn. Les crosnes sont d'une digestion facile et renferment plus de substances azotées que la pomme de terre. Ils se préparent comme la plupart de nos légumes, bouillis, frits dans le beurre.

On peut encore citer comme renfermant surtout de l'inuline la racine de chicorée, de pissenlit, le salsifis, l'artichaut, qui contiennent aussi de la mannite.

Les haricots verts sont encore un excellent légume pour le diabétique; ils contiennent principalement de l'inosite.

Pour les autres légumes, choux, choux de Bruxelles, choux fleurs, épinards, laitues, asperges, salades de cresson, de romaine, de mâche, d'escarole, etc., il n'y a pas à tenir grand compte de la petite proportion de sucre qui entre dans leur constitution, 2 à 3 p. 100. Il faut seulement les accommoder avec une quantité plus grande que de coutume de corps gras, huile, beurre, graisses, et avoir soin de remplacer dans les sauces la farine par les jaunes d'œufs et les crèmes.

F. *Les graisses.* — Les féculents et les sucres représentent la plus grande partie de ce qu'on appelle les « aliments respiratoires » nécessaires aux combustions de l'organisme et à la production de la chaleur. La ration moyenne d'hydrocarbonés est de 330 grammes par vingt-quatre heures pour un adulte ordinaire. Si chez le diabétique on supprime la plus grande partie des hydrates de carbone, il est logique de les remplacer par des substances capables de les suppléer dans leur rôle de matériaux de combustion.

À ce titre, l'utilité des graisses dans l'alimentation des diabétiques est de premier ordre. Rollo, qui le premier traita le diabète par la privation des féculents et le régime azoté, avait eu, en quelque sorte, l'intuition de l'importance des graisses; car, en même temps que les viandes, il préconise les corps gras, le lard et les graisses rances. Traube a montré dès 1852 que les diabétiques supportaient et assimilaient parfaitement de grandes quantités de graisses. Il n'est pas prouvé que les graisses ne puissent servir à former le glycogène du foie, mais il est certain en tout cas que leur aptitude à cette transformation glycogénique est bien inférieure à celle des féculents et des albuminoïdes, et que dès lors elles ne favorisent pas la production du sucre dans l'organisme.

Pour toutes ces raisons, les graisses sont un adjuvant précieux au régime azoté des diabétiques. Nous avons vu que cette association était la base du traitement de Cantani. Mais l'exclusivisme de ce traitement en rend l'application impossible. Ici comme pour la suppression des féculents, il faut tenir compte des exigences de l'organisme humain. Gorger les diabétiques de matières grasses ne servirait à rien. En supposant que l'estomac pût se faire à cette surcharge graisseuse, il est probable que l'intestin ne pourrait absorber un excès trop considérable de corps gras et que la majeure partie passerait dans les selles sans être utilisée. La ration physiologique est de 90 grammes de graisse pour un adulte. On peut admettre qu'une dose double peut être absorbée sans difficulté par un diabétique. Il est donc inutile de lui faire prendre plus de 180 à 200 grammes de corps gras par jour.

Il est en outre indispensable de les faire tolérer sans dégoût et de ne pas fatiguer l'estomac. Le corps gras le plus facilement accepté est le beurre; la petite quantité de sucre de lait qu'il contient n'offre pas d'inconvénient.

La graisse de porc, le lard, les huiles, sont aussi bien supportés, à condition d'être associés à d'autres aliments. Les légumes et les salades fournissent à cet égard un moyen agréable de les faire prendre en notables quantités.

Les œufs sont à ce point de vue un aliment avantageux. Un œuf contient, pour 6 grammes d'albumine, près de 4 grammes de graisse.

Le fromage renferme aussi beaucoup de matières grasses, de 20 à 30 p. 100; comme il contient en outre 30 à 40 p. 100 de matières albuminoïdes et pas de substances hydrocarbonées, il représente un aliment parfait pour le diabétique.

Les fruits huileux, les noix, les olives, les amandes, les pistaches, les noisettes, sont aussi à recommander comme un moyen d'augmenter la dose des corps gras ingérés.

G. *Les viandes.* — La viande est l'aliment par excellence du diabétique. Toutes les viandes sont permises, — de bœuf, de veau, de mouton, de porc, les volailles, le gibier, etc., — sous toutes les formes et en toutes préparations, bouillies, rôties, grillées et avec tous les assaisonnements de l'art culinaire, pourvu que dans les sauces il n'entre pas de farine. Les charcuteries, boudins, saucisses, les viandes fumées ou salées et en particulier le jambon, conviennent très bien. Les cervelles, les ris de veau, sont très utiles en raison de la graisse qu'ils contiennent. On pourrait, à l'exemple de Cantani, donner le pancréas de veau, d'agneau, de mouton. Bouchardat dit aussi l'avoir prescrit avec avantage. Cet aliment trouve dans les recherches de Mering et de Minkowski sa justification expérimentale, et si la thyroïde légèrement frite ou crue a pu, d'après divers auteurs, amender les symptômes du myxœdème, on peut se demander si l'usage du pancréas ne pourrait avoir des effets avantageux chez le diabétique (?)

Les poissons de rivière comme les poissons de mer, sont une excellente nourriture pour le glycosurique, surtout accommodés avec des sauces où entre beaucoup d'huile et un peu de vinaigre.

De même tous les crustacés, homards, crevettes, etc., et les mollusques, moules et même huîtres, malgré le glycogène qu'elles contiennent en assez grande quantité.

II. *Les boissons.* — Ici, deux questions soulèvent une légèrediscu ssion :

1º Le diabétique doit-il boire à sa soif ?

2º L'usage des boissons alcooliques est-il sans inconvénient pour le diabétique ?

Sur le premier point, personne, je crois, n'approuve plus l'opinion de Fonssagrives qui conseillait la diète sèche. En privant le diabétique de boissons suffisantes, on l'expose aux dangers de la déshydratation des tissus. En restreignant la quantité des boissons, on diminue l'excrétion du sucre, mais non sa formation, et le sucre s'accumule dans les tissus. L'eau prise en abondance augmente la proportion du sucre excrété, en même temps qu'elle augmente la proportion des urines ; mais, sous l'influence du régime et du traitement, le sucre formé ne tardant pas à diminuer, la polydipsie s'atténue simultanément et le malade diminue de lui-même la quantité d'eau ingérée. Tout en lui conseillant la modération, il faut donc laisser le diabétique boire à sa guise.

Quant à l'alcool, Bouchardat avait insisté d'abord sur l'utilité des boissons alcooliques comme aliments de calorification, et il admettait que 150 grammes d'alcool par vingt-quatre heures représentaient un adjuvant important aux corps gras pour remplacer la suppression des féculents. Mais dès 1865 il mettait beaucoup plus de réserve dans la prescription des alcooliques et conseillait la modération en diminuant de moitié la dose permise.

D'autre part, Ebstein est d'avis que le diabétique doit éviter l'alcool, parce que ses tissus et ses organes offrent encore moins de résistance à cette substance que ceux d'un homme bien portant.

Pour nous, nous ne défendons pas les boissons alcooliques, mais nous pensons qu'on doit en user avec modération. Le diabétique n'est que trop porté à l'abus, d'une part par la soif qui le tourmente, de l'autre par son asthénie générale, qu'il espère combattre par des vins soi-disant toniques et réconfortants. Or, il ne faut pas oublier que le foie du diabétique est un organe en état de suractivité constante et par conséquent d'imminence morbide et que l'action irritante de l'alcool, stéatogène ou sclérogène, s'exercera d'autant plus facilement sur ce foie surmené. Nous avons montré par une série d'observations que la cirrhose atrophique du foie, le foie des buveurs d'alcool, n'est pas une complication rare du diabète [1].

On doit donc permettre au diabétique de boire de l'eau à sa guise, mais il faut lui mesurer son vin ; une demi-bouteille à chaque repas est une quantité suffisante. Les vins vieux doivent être recommandés de préférence ; mais tout vin de table, rouge ou blanc, coupé d'eau est autorisé.

Ebstein attache une grande importance aux eaux

1. LECORCHÉ, *De la cirrhose atrophique du foie chez les diabétiques*. — Académie de médecine, 1881.

chargées d'*acide carbonique*, l'insuffisance d'acide carbonique dans les tissus jouant théoriquement, d'après lui, un rôle important dans la pathogénie du diabète. Nous ne voyons pas d'inconvénient à l'emploi de l'eau de seltz; d'après Bouchardat, toutefois, l'usage journalier des eaux gazeuses augmenterait la glycosurie; mais nous conseillons d'ordinaire plutôt les eaux légèrement alcalines, les eaux de Vittel, d'Evian, de Pougues.

Les vins sucrés, de Malaga, de Madère, de Hongrie, de Porto, doivent naturellement être interdits. Il en est de même des vins mousseux, des vins de Champagne, qui contiennent jusqu'à 12 p. 100 de sucre.

La bière, et en particulier la bière allemande, est aussi à éviter. Elle renferme 10 p. 1000 de sucre et une grande quantité de dextrine. Il n'y a pas moins de 41 grammes de sucre et de dextrine dans un litre de bière de Strasbourg. La bière anglaise est plus alcoolisée, mais moins sucrée que les bières allemandes. D'une manière générale, nous ne permettons à nos malades que le pale-ale et le stout, et d'une manière modérée.

Les liqueurs alcooliques proprement dites, cognac, rhum, kirsch, genièvre, whisky, ne contiennent pas de sucre; il n'est pas nécessaire d'en interdire l'usage. Quant aux liqueurs douces, chartreuse, curaçao, etc., il ne saurait en être question; la proportion de sucre qu'elles renferment atteint et dépasse 30 p. 100.

Il n'y a rien à objecter contre l'usage du *thé* ou du

café, qui ne contiennent pas de substances hydrocarbonées, pris au déjeuner du matin ou après les repas, à condition, bien entendu, qu'ils soient pris sans sucre. L'infusion légère de thé ou de café est une bonne boisson contre la soif.

Pour le *lait*, si on veut imposer un régime très sévère, on doit l'exclure, à moins qu'on ne constate directement que le diabétique brûle complètement la lactose, comme Külz l'a montré pour certains de ces malades. Mais, dans le régime mitigé qui convient à l'immense majorité des diabétiques, ce n'est pas un aliment à interdire, à condition qu'il ne soit pas pris en trop grande quantité, abstraction faite, bien entendu, du régime lacté exclusif sur lequel nous nous sommes déjà expliqué. Un demi-litre de lait par jour ne paraît pas augmenter la glycosurie. Naunyn conseille de préférence le koumys ou le kéfir, qui sont des laits fermentés et ne contiennent plus de sucre.

Le *cacao* et le *chocolat* renferment trop d'hydrocarbones pour être autorisés au repas du matin. On a fabriqué un cacao sacchariné ; mais, sans parler des inconvénients digestifs de la saccharine, ce produit renferme encore 13 p. 100 d'amidon et malgré sa richesse en graisses et en matières azotées il ne nous paraît pas à recommander.

I. *Combinaisons alimentaires.* — La variété des aliments qui restent permis aux diabétiques nous semble assez grande pour qu'il n'y ait pas lieu de redouter pour eux le dégoût et les troubles digestifs qu'il faut éviter à tout prix. Les menus de Bouchardat sont trop connus pour que nous les reproduisions ici ; ils montrent bien combien il est facile au diabétique doté d'une bonne cuisinière de varier son alimentation. Nous citerons seulement la partie qui a trait aux desserts, pour lesquels les malades se montrent souvent embarrassés.

Desserts permis d'après Bouchardat :

Fromage à la crème sans sucre. Crème épaisse.

Fromage Gervais.

Fromage de Neufchâtel, bondon raffiné.

Fromage de Brie, d'Auvergne, du Mont-Dore.

Fromage de Gruyère ou de Hollande.

Fromage de Roquefort ou de Pont-l'Évêque.

Fromage de Chester, de parmesan, de Stilton.

Tous les fromages frais, sans sucre, bien égouttés.

Amandes fraîches, noix fraîches, noisettes fraîches, cerneaux.

Amandes sèches, noix sèches, noisettes sèches, pistaches.

Olives à l'huile ou dessalées.

Dans les diabètes légers ou moyens, avec régime mitigé, nous permettons aussi une poire ou une pomme.

Mais le diabétique bien endoctriné et bien instruit des aliments qu'il doit éviter, est-il nécessaire de lui dresser une carte culinaire pour son déjeuner et son dîner, carte à laquelle il doit s'astreindre comme à une ordonnance pharmaceutique? Nous n'en voyons ni l'utilité, ni la possibilité dans la pratique ordinaire. Ces cartes, qui ont une certaine vogue en Allemagne, ne sont guère applicables que dans des maisons de santé, où le diabétique est soumis à une surveillance quotidienne. Elles peuvent tout au plus servir d'indications générales. Nous citerons comme exemple les cartes d'Ebstein.

Premier déjeuner. — Une tasse de café ou de thé (100 à 150 grammes) sans lait et sans sucre. — 30 à 50 grammes de pain blanc avec beaucoup de beurre, 20 à 30 grammes. On ajoute de temps à autre un jaune d'œuf, du jambon gras ou de la saucisse.

Dîner de 1 heure. — Bouillon aux jaunes d'œuf ou moelle d'os, additionné d'une petite quantité de peptones. — 180 à 200 grammes de viande, rôtie ou avec des sauces ne contenant que de la crème ou des jaunes d'œuf au lieu de farine. — On peut remplacer la viande par du poisson. — Légumes avec beaucoup de graisse ou de beurre. — Salades.

Souper. — Tasse de thé. — Viande rôtie, jambon, fromage. Ou bien œufs, poisson, caviar. — 30 à 50 grammes de pain. — 20 à 30 grammes de beurre. — En petites quantités, poires ou pommes, surtout si le diabète est léger.

En fait, comme nous le dirons plus loin, ces prescriptions rigoureuses et à la lettre nous paraissent inutiles. Nous ne les imposons jamais que d'une manière tout à fait passagère, et dans des cas que nous préciserons. La première condition d'un régime est d'être tolérable. Condamner le diabétique à une alimentation qu'il ne peut supporter sans un dérangement profond de ses fonctions digestives, c'est l'exposer à des accidents bien autrement graves que ceux qui peuvent résulter de la persistance d'une glycosurie même assez prononcée.

III. — HYGIÈNE PHYSIQUE ET EXERCICE

A. *Hygiène musculaire.* — L'importance d'une bonne hygiène physique n'est pas moins grande que celle d'une alimentation raisonnée. Mais ici encore il ne faut pas dépasser le but et, sous prétexte d'activer les combustions, épuiser les forces du sujet. L'aboutissant serait le même que pour un régime trop sévère, l'acétonémie et le coma.

C'est Bouchardat qui a insisté le premier sur l'utilité de l'exercice dans la glycosurie. « J'ai fait la remarque, dit-il, que l'habitant des campagnes, exposé au grand air, au soleil, aux rudes travaux des champs, utilise infiniment mieux les féculents que l'habitant des villes. »

Partant de là, il déclare qu'il a toujours constaté qu'une diminution du sucre urinaire coïncide avec l'exercice énergique en plein air. Aussi recommande-t-il non seulement le travail corporel, mais encore « les autres pratiques accessoires qui entrent dans l'entraînement du pugiliste ».

« Nous recommandons, dit-il, aux hommes la chasse, l'escrime, les exercices militaires, ramer, patiner, les jeux de paume, de billard, de boule, etc., en un mot tous les jeux actifs ; sans oublier les travaux manuels ordinaires, tels que les opérations de scier, de fendre le bois, de tourner, etc. ; les travaux actifs du labourage et du jardinage ; bêcher, piocher, rouler une brouette, etc. Parmi tous ces exercices, chacun choisit celui qui lui convient et qui prend du charme par l'habitude.

« Pour les femmes, nous prescrivons les travaux les plus actifs du ménage, surtout ceux qui commandent l'action des jambes, plutôt que la station sans marche. Nous insistons sur l'utilité des jeux qui mettent tout le corps et surtout les bras en mouvement, tels que le billard, les jeux de volant, de paume, le piano à pédale, la danse, sans oublier les travaux actifs du jardinage. »

Ces conseils sont à suivre, car les expériences de Fick et Wiliscenus, de Pettenkofer et Voit, de Henneberg et Senator ont montré que le travail musculaire se fait aux dépens des substances ternaires, mais qu'il en résulte une augmentation dans la production de l'urée. Les combustions de carbone sont diminuées chez le diabétique, mais elles présentent, les jours de travail et les jours de repos, les mêmes oscillations que chez l'homme en bonne santé. Or, si dans un jour de repos l'homme bien portant produit 532 gr. d'acide carbonique le jour et 373 la nuit, avec 21 gr. d'urée le jour et 15 gr. la nuit, il fournit dans un jour de travail 884 gr. d'acide carbonique avec 20 gr. d'urée le jour et 400 gr. d'acide carbonique avec 17 gr. d'urée la nuit.

La prescription de mouvements actifs est donc justifiée physiologiquement chez le diabétique. Les exercices à conseiller sont en première ligne : les promenades en plein air, la chasse, l'équitation. La bicyclette, dont l'usage est entré dans nos habitudes à l'égal de l'équitation, nous paraît un exercice encore plus utile que celui du cheval, parce qu'il nécessite des mouvements plus actifs. L'escrime, les haltères, les appareils en caoutchouc qui permettent d'exercer les bras, sont aussi de bons adjuvants.

Les exercices gymnastiques, dans un établissement bien dirigé, faits avec régularité et mesure, sont une excellente pratique, parce qu'ils peuvent être gradués et surveillés et en quelque sorte dosés. La gymnastique suédoise, combinée avec le massage et les mouvements mécaniques, d'après la méthode de Zander, de Stockholm, donne des résultats parfois remarquables.

Pour que ces divers exercices produisent de bons effets, il est nécessaire de les associer aux massages, aux frictions et à l'emploi de l'eau froide en lotions ou en applications de drap mouillé.

Une autre condition, c'est qu'ils soient attrayants. Chacun peut les varier à sa guise, mais il importe qu'ils plaisent au malade. C'est pour cela que nous ne conseillons pas les divers appareils mécaniques, comme par exemple l'*ergostat* de Gartner, imaginés pour développer un travail musculaire aussi étendu que possible. Ces appareils ont l'avantage de permettre de contrôler et de graduer le travail fourni par le diabétique. Mais tourner cinq cents fois une manivelle de 20 kilogrammètres ou plus nous semble une occupation fastidieuse. Mieux vaut apprendre à tourner sur bois, comme le conseillait Bouchardat.

Mais, ce qu'il importe par-dessus tout, c'est de procéder avec mesure et d'une manière progressive. Il faut que l'exercice soit proportionné aux forces du diabétique. Quand les malades accusent une sensation de lassitude générale, d'affaiblissement avec douleurs vagues dans les cuisses, les reins, les articulations, malaise qui augmente à la moindre fatigue, il est non seulement inutile, mais dangereux, de leur prescrire l'exercice. Des frictions sèches, un massage de courte durée, c'est tout ce qu'on peut leur ordonner. On arrive ensuite peu à peu à des mouvements plus actifs, à mesure qu'un traitement approprié a fait baisser la glycosurie et augmenter les forces. .

Zimmer a beaucoup insisté sur les inconvénients d'un exercice musculaire trop violent. Il a montré que dans certains cas, non seulement l'exercice ne diminue pas la glycosurie, mais encore qu'il augmente la quantité de sucre excrétée. Il a même basé sur ses recherches une théorie de deux espèces de diabète, l'un d'origine hépatique, l'autre d'origine musculaire. D'après Zimmer, le glycogène peut se former dans le foie aux dépens des matières amylacées, dans les muscles aux dépens des matières azotées. Si on sacrifie un animal nourri de matières féculentes en pleine digestion, on trouve le foie saturé de glycogène, tandis que les muscles n'en contiennent que de petites quantités. Si, au contraire, l'animal est soumis à une alimentation exclusivement azotée, le foie ne contient plus que de faibles proportions de glycogène, tandis que les muscles en sont remplis. D'où la conclusion que, si le foie forme du glycogène aux dépens des féculents, il n'en fait que très peu aux dépens des albuminoïdes qui sont utilisés par les muscles pour cette formation glycogénique.

De là une variété de diabète musculaire, par excès de cette transformation glycogénique des matières azotées dans les muscles, variété caractérisée par la persistance du sucre même après suppression de tout aliment féculent. C'est dans cette forme que l'exercice serait surtout nuisible, et, loin de diminuer la glycosurie, ne ferait souvent que l'exagérer.

Nous avons déjà réfuté l'hypothèse de Zimmer dans notre livre sur le *Diabète chez la femme:* nous n'y reviendrons pas. Pour nous, c'est toujours le foie qui fabrique le sucre en excès, d'abord aux dépens des seuls féculents, plus tard, à une période plus avancée, aux dépens de tout aliment, graisseux ou azoté.

Si au début du diabète, ou dans les formes légères ou moyennes, l'exercice exagéré, sous forme de promenades, de gymnastique, d'escrime, etc., peut être conseillé avec avantage, c'est que les muscles ont conservé leur intégrité et leur activité et qu'ils peuvent suffire dès lors à l'excédent de combustions qu'on leur impose. Si plus tard les exercices violents deviennent inutiles, c'est que les muscles altérés ou affaiblis n'ont plus l'énergie comburante nécessaire, leur force contractible étant épuisée. Si même, à certains moments, l'exercice devient dangereux, c'est que les contractions musculaires, bien qu'amoindries, n'en activent pas moins la circulation sanguine d'une manière intempestive; d'où un double effet nuisible : augmentation du glycogène hépatique formé, par suite de cette activité circulatoire, surcharge du sang par le sucre, par suite de l'impuissance des muscles à le brûler.

En fait, l'exercice peut et doit être prescrit dans les formes légères et dans les périodes initiales du diabète grave, quand la glycosurie est surtout en rapport avec l'ingestion des aliments féculents et que sa plus grande intensité se constate deux à trois heures après le repas. Il faut le proscrire dans les périodes avancées, quand le sucre rendu est plutôt de provenance azotée que d'origine amylacée.

Il faut, en outre, avoir toujours présentes à l'esprit les conséquences mortelles que peut avoir un exercice violent ou inaccoutumé chez un vieux diabétique. Le surmenage brusque de l'organisme par une fatigue anormale comme une longue course ou un voyage est la cause la plus fréquente du coma acétonémique. Cette cause est indiquée dès les premières observations de Prout, et, depuis lors, chacun n'a eu que trop souvent l'occasion d'en vérifier l'exactitude.

B. *Hygiène de la peau*. — L'hygiène de la peau est le corollaire de l'hygiène musculaire. Nous avons indiqué la nécessité des frictions, de l'eau froide à la suite des exercices gymnastiques ou autres prescrits au diabétique.

Il est indispensable que les fonctions cutanées se fassent d'une manière régulière dans le diabète. La peau du diabétique est en effet exposée aux éruptions de toutes sortes, en particulier aux furoncles et aux anthrax; en deuxième lieu, la moindre écorchure, la moindre plaie peut devenir chez lui l'occasion d'accidents prolongés, dont le moindre est la lenteur de la cicatrisation, et le plus grave l'inflammation gangreneuse des tissus, sans compter les lymphangites et les phlegmons qui peuvent en résulter. Enfin, les refroidissements de la surface cutanée peuvent provoquer des bronchites et des accidents pulmonaires dont la gravité est suffisamment connue.

Comme hygiène préventive des deux premiers ordres d'accidents, on doit attacher une grande attention aux soins journaliers de la peau. Les bains tièdes, un ou deux par semaine, les bains alcalins, quand il existe des démangeaisons, les bains sulfureux ou les bains de mer chauds, sont également utiles.

Les lotions froides et l'hydrothérapie, suivies de frictions énergiques à l'alcool ou au gant de crin, sont des stimulants généraux qui aguerrissent en même temps le corps contre les refroidissements. Mais il faut ici surveiller de près la manière dont les malades se comportent à l'égard de l'eau froide et l'activité de leur réaction, sous peine de déterminer des effets diamétralement opposés à ceux qu'on se propose d'obtenir.

Cette nécessité de se prémunir contre le froid est justifiée par ce fait que chez le diabétique la combustion des substances ternaires, celles qui produisent la chaleur, est notablement diminuée. Comme, d'autre part, le régime même prescrit a pour effet la restriction au minimum de ces mêmes substances calorigènes, on comprend l'importance de toute perte de chaleur, qui ne peut être que difficilement réparée. Aussi n'insisterons-nous pas sur l'utilité des vêtements chauds, de la flanelle, sur le danger des transitions brusques de température.

C'est à ce titre aussi que le séjour dans les climats chauds nous semble bon à conseiller. Dès 1811, Christie avait signalé les résultats favorables obtenus chez les diabétiques à Ceylan, résultats qu'il attribuait à la température chaude et égale de cette île. Imray cite plusieurs cas de guérison par le séjour à la Jamaïque et à l'île Maurice. Sans aller aussi loin, il nous paraît indiscutable que le diabétique qui peut passer les mois d'hiver dans les villes des bords de la Méditerranée, à Nice, à Alger, etc., n'en retirera que des avantages.

C. *Hygiène morale.* — Les chagrins, les préoccupations d'affaires, les pertes d'argent, sont des causes bien établies du diabète et il n'est pas douteux qu'une émotion vive, un accès violent de colère, n'augmente brusquement la quantité de sucre dans l'urine. Le diabétique doit donc éviter les soucis, les tracas d'affaires, les émotions violentes de la politique ou de la spéculation ; il doit se borner à une vie tranquille, suffisamment active pour l'occuper, assez uniforme pour ne pas le préoccuper.

« Combattre ses passions, éviter la colère, les préoccupations tristes, la contention d'esprit trop soutenue ; éviter aussi le désœuvrement. Pour cela, il convient de régler son temps afin d'avoir pour chacune des heures des occupations déterminées qui utilisent alternativement les forces du corps et de l'esprit. En un mot, vivre autant que possible en paix et en joie, avec des habitudes journalières sagement ordonnées. »

Tels sont les sages conseils que Bouchardat donne aux diabétiques. Cela sans doute est plus facile à prescrire qu'à mettre en pratique. Il faut néanmoins le dire, et le diabétique doit être averti que les perturbations morales ne sont pas moins dangereuses pour lui que les fatigues physiques, surtout aux périodes avancées de la maladie.

CHAPITRE III

PHARMACEUTIQUE DU DIABÈTE

Les médications et les substances préconisées contre le diabète avec des résultats plus ou moins heureux sont extrêmement nombreuses. On peut les classer de bien des façons, suivant leurs affinités chimiques, suivant leur action théorique, etc. La classification, du reste, n'importe guère ; nous adopterons celle qui nous paraît convenir le mieux à un livre du genre de celui-ci, classification empirique et pratique que nous avons déjà suivie dans le *Diabète chez la femme*, et qui repose uniquement sur la valeur thérapeutique des divers médicaments.

Nous appelons *antidiabétiques complets* les médicaments qui nous paraissent avoir une action nette et bien établie sur l'ensemble même des phénomènes du diabète, et *antidiabétiques incomplets* ceux qui ne possèdent qu'une action isolée sur un ou quelques-uns des symptômes de la maladie ; ceux-ci pourraient, à leur tour, se subdiviser en deux variétés : les inutiles et les dangereux.

A ces deux grandes classes de médicaments il faut en ajouter une troisième, qui, bien que n'agissant pas directement sur le processus diabétique, n'en a pas moins son importance : ce sont les toniques et les reconstituants, que nous appellerons les *médicaments adjuvants*.

Il faut joindre à ces divers moyens médicamenteux les *eaux minérales*, dont nulle part le rôle thérapeutique n'est plus puissant que dans le diabète et qui pour cette raison méritent d'être étudiées dans un chapitre spécial.

I. — ANTIDIABÉTIQUES COMPLETS

Les antidiabétiques *complets* doivent réunir les six propriétés suivantes :

1º Faire baisser le chiffre du sucre ;

2º Faire baisser le chiffre de l'urée ;

3º Diminuer la polyurie ;

4º Provoquer le retrait du foie ;

5º Arrêter l'amaigrissement ;

6º Faciliter le retour de l'embonpoint.

La réunion de cet ensemble d'effets thérapeutiques est nécessaire pour mériter au médicament le nom de complet. S'il ne possède qu'une ou quelques-unes de ces six propriétés fondamentales, il entre dans la classe des antidiabétiques incomplets, et dès lors son emploi devient discutable et sujet à caution. Car il n'est pas indifférent chez un diabétique de faire baisser isolément

le sucre ou la polyurie, ou d'agir d'une manière intempestive sur le foie ou sur l'embonpoint.

Trois ordres de médicaments méritent seuls, à notre
avis, le nom d'antidiabétiques complets : ce sont les
alcalins, les opiacés et l'arsenic. Il faut y joindre les
eaux minérales, qui doivent leur action à leurs bases
alcalines.

A. *Les alcalins*. — Les alcalins tiennent le premier
rang dans l'arsenal pharmaceutique du diabète. Depuis
Willis, tous les auteurs sont d'accord pour reconnaître
la valeur de la médication alcaline. On a employé tour
à tour les sels de chaux et de magnésie, de soude et de
potasse, d'ammoniaque et de lithine. Tous peuvent
donner de bons résultats et il est utile parfois d'en
alterner l'emploi. Certains cependant, et en particulier
les sels de soude, nous paraissent avoir une supériorité évidente sur leurs congénères. Nous allons les passer
successivement en revue.

1º *Sels de soude*. — Les sels de soude employés dans
le diabète sont : le bicarbonate, le salicylate et le
benzoate de soude.

Celui que nous préférons, celui qui nous paraît être
le médicament par excellence du diabète, est le *bicarbonate*, et nous sommes étonné de voir Frerichs déclarer
que ce sel, « efficace dans quelques cas, ne donne jamais
de résultats durables ».

Pour nous, le bicarbonate de soude est en quelque

sorte la pierre de touche du diabète ; il permet d'apprécier immédiatement le degré de gravité de la maladie. C'est le premier médicament à administrer à un diabétique dont on veut mesurer la réaction aux médicaments.

Son efficacité sera d'autant plus grande et plus rapide que le diabète est moins grave. S'il reste sans action ou s'il ne produit que des effets insignifiants sur la glycosurie, on peut être certain qu'on se trouve en présence d'une forme grave, et il faut s'attendre dans un avenir plus ou moins rapproché à voir apparaître des complications sérieuses.

Nous le donnons à la dose de 4 à 6 grammes par jour pendant quinze jours à un mois. Nous le faisons prendre d'ordinaire en deux ou trois fois, 2 grammes, par exemple, à chaque repas.

À cette dose, dans les diabètes maniables, il fait baisser rapidement le chiffre du sucre ; il n'est pas rare de voir tomber la proportion du sucre de 60 à 40, 30 et même 20 grammes pour 1000 en quinze jours.

C'est le type de l'antidiabétique complet ; car, en même temps que le sucre diminue, le chiffre de l'urée s'abaisse aussi, la polyurie diminue et l'amaigrissement s'arrête.

Même chez les diabétiques débilités il ne faut pas hésiter à prescrire le bicarbonate de soude ; à cette dose de 4 à 6 grammes, il peut être continué longtemps, avec

des intervalles de repos, sans le moindre inconvénient
et sans que nous ayons jamais vu, dans ces conditions,
se produire les effets nuisibles que signale Frerichs.

On ne doit pas cependant en continuer indéfiniment
l'usage, ni surtout employer des doses trop élevées;
car, de même que pour tous les alcalins, l'abus du bicarbonate de soude conduit à un amaigrissement exagéré
et à une anémie sérieuse qui peuvent devenir le prélude
de graves complications organiques.

L'emploi du *salicylate de soude* date d'une quinzaine
d'années. C'est son action antizymotique qui a
introduit ce sel dans la thérapeutique du diabète, et,
en vertu de cette idée théorique, c'est l'acide salicylique
qu'on a d'abord administré. Mais les maigres résultats
obtenus à l'aide de cet acide et de diverses autres substances employées dans le même but de modérer les fermentations organiques ne sont guère favorables à cette
interprétation. Si le salicylate de soude agit dans le
diabète, ce n'est pas comme antizymotique, c'est comme
sel de soude, comme alcalin.

Les premières tentatives d'Ebstein en 1876 n'avaient
pas été heureuses. Mais Muller, Ryba et Plummert,
Kamen, obtinrent des effets plus satisfaisants. Muller
chez deux malades vit cesser momentanément les
symptômes du diabète sous l'influence du salicylate. Il
le donnait à hautes doses, 8 à 16 grammes par jour;
mais ces doses élevées provoquent de nombreux

troubles nerveux, sensitifs et cérébraux, qui disparais-
sent d'ailleurs quand on supprime le médicament.

Ryba et Plummert employèrent des doses moins fortes, 5 à 8 grammes par jour. Chez quatre malades de la
clinique de Halle, les effets furent très marqués ; la
polyurie et la glycosurie diminuent en même temps et
l'amaigrissement s'arrête. Néanmoins ces auteurs déclarent que ces résultats ne s'observent que dans le cas de
diabète récent. Bien que le chiffre du sucre baisse encore
dans les diabètes plus avancés, l'amélioration ne serait
que relative. On n'obtiendrait rien chez les vieux diabétiques.

A la même clinique de Halle, Kamen a cherché à
préciser la dose utile du médicament. Il reconnaît que
le salicylate possède bien réellement les propriétés
signalées par Muller, Ryba et Plummert. Il a été frappé
en particulier de l'arrêt de l'amaigrissement même
quand la glycosurie n'est que médiocrement influencée.
8 grammes sont une dose toxique pour certains diabétiques, déterminent des troubles gastriques et des troubles nerveux divers. D'autres, au contraire, supportent
sans accident cette même dose qui, de l'avis de Kamen,
ne doit pas être dépassée.

Cette dose nous paraît encore beaucoup trop élevée.
Avec 6 grammes seulement par jour, Cruppi a obtenu
la guérison chez deux de ses malades, et cette guérison
se maintint chez l'un pendant six ans, chez l'autre pen-

dant deux ans. Il est vrai que chez cinq autres diabétiques le salicylate de soude n'a donné entre ses mains aucune amélioration.

Toutefois la majorité des auteurs qui ont administré le salicylate dans le diabète confirment l'action favorable signalée par Muller. Peters, de Renzi, Caplick, Buzzard et Squire se prononcent nettement dans ce sens. Par contre, Furbringer et Frerichs ne se montrent pas aussi satisfaits. Mais Furbringer, tout en déniant au salicylate une action bien puissante sur la glycosurie, reconnaît néanmoins avec Kamen que ce sel diminue l'azoturie et arrête les progrès de l'amaigrissement.

Quant à Frerichs, il déclare que l'acide salicylique et le salicylate ne lui ont donné que des insuccès. « J'ai recueilli, dit-il, à ma clinique de nombreux tracés pour me rendre compte de l'action de ces substances dans le diabète ; il y avait bien une amélioration tantôt de quelque durée, tantôt absolument éphémère, mais en fin de compte le résultat demeurait complètement négatif. »

Il faut s'entendre : il est bien évident que le salicylate de soude n'est pas un spécifique du diabète ; il ne s'agit que de savoir dans quels cas il est utile et s'il produit réellement les effets qu'on lui demande.

· Buzzard et Squire croient le salicylate surtout utile dans les cas de diabète symptomatique de névralgie. Nous pensons, nous, qu'il est surtout indiqué dans les cas de diabète lié à la goutte. Nous l'avons essayé aussi dans d'autres formes de diabète, mais avec moins de succès, et dans ces cas nous lui préférons le bicarbonate de soude.

Chez les diabétiques qui ont présenté antérieurement des accès de goutte articulaire ou qui se rattachent par leurs antécédents à la famille goutteuse, le salicylate nous a toujours paru agir comme un antidiabétique complet. Il ne faut pas oublier que le salicylate de soude est un puissant éliminateur d'acide urique. Tout en agissant comme le bicarbonate par sa base alcaline, il n'est donc pas étonnant qu'il possède une action plus marquée que ce sel sur les diabétiques uricémiques.

Quant à ses effets, Frerichs nous paraît trop exigeant. Pas plus que les autres médicaments, le salicylate ne guérit le diabète, mais, de l'avis même de Frerichs, il l'améliore, en diminuant la glycosurie, la polyurie, l'azoturie et en enrayant l'amaigrissement. C'est tout ce qu'on peut lui demander, et cela doit suffire pour en justifier l'emploi ; sinon il faut renoncer à traiter pharmaceutiquement le diabète.

Quant à la dose, nous ne sommes pas partisan des doses élevées administrées par les auteurs allemands: ces doses ne sauraient être tolérées au delà de quelques jours sans entraîner des troubles gastriques ou des phénomènes nerveux. Nous prescrivons le salicylate, comme dans la goutte chronique, en petites quantités, de manière à pouvoir en prolonger l'usage pendant plusieurs semaines, 1 à 2 grammes par jour, pris aux repas, pendant quinze à vingt jours.

Le *benzoate de soude* est un médicament de même ordre que le salicylate ; son action est à peu près la même, d'après les recherches de Furbringer, de Cruppi et de Gaethgens, mais elle est beaucoup moins marquée. Si on voulait s'en servir, c'est encore dans le diabète goutteux qu'il nous paraîtrait trouver son indication.

On peut rapprocher des sels de soude le sel de Seignette, tartrate double de potasse et de soude, que Bouchardat prescrivait le plus habituellement à ses diabétiques. Il donnait 10 grammes de ce sel pour un litre d'eau, dont il faisait boire un verre ou deux à jeun, le reste servant à couper le vin aux repas. Il l'administrait aussi de la manière suivante, fort agréable, dit-il : une cuillerée à café de crème de tartre soluble dans un verre d'eau de Vals, source Magdeleine ou Désirée. Le même auteur conseillait encore de remplacer, dans tous les assaisonnements, le sel marin par le sel de Seignette.

2° *Sels de potasse*. — Bouchardat préférait le *bicarbonate de potasse* au bicarbonate de soude, et cela pour cette raison que, les glycosuriques excrétant souvent beaucoup plus d'acide urique que dans les conditions de santé, l'urate potassique possède une solubilité plus grande que l'urate de soude et que les sels potassiques sont rapidement éliminés par les reins et séjournent moins dans l'économie. Il prescrivait le bicarbonate de potasse à la dose de 2 à 3 grammes par vingt-quatre heures dissous dans un litre d'eau et ne dépassait pas 5 grammes.

La raison donnée par Bouchardat ne nous paraît pas suffisante et ne compense pas les inconvénients des sels de potasse. Pour ce qui est d'abord du pouvoir dissolvant du bicarbonate de potasse, l'assertion de Bouchardat est en contradiction avec les recherches de Chevallier et de Ch. Petit sur l'action des sels de soude en présence de l'acide urique. D'autre part, et c'est le point le plus important au point de vue pratique, les sels de potasse sont bien moins tolérés que les sels de soude ; ils provoquent souvent la diarrhée, et par suite l'usage prolongé de ces sels est impossible à doses égales à celles des composés sodiques. Enfin leur action sur les processus intimes de la nutrition nous paraît très inférieure à celle des sels de soude, comme nous l'avons établi dans notre *Traité de la goutte*.

Nous ne voyons donc aucun motif de souscrire à cette préférence pour le bicarbonate de potasse, et d'une manière générale les sels de potasse ne sont pas à conseiller aux diabétiques. Il en est deux cependant qui trouvent leur emploi dans la glycosurie, et encore agissent-ils moins par leur base que par le corps au-

quel cette base est combinée : c'est le bromure et l'iodure de potassium.

C'est moins comme alcalin que comme modificateur
du système nerveux que le *bromure de potassium* a été
employé par Begbie en 1866 dans quatre cas de diabète.
Dans un de ces cas, un enfant de treize ans, diabétique
depuis neuf mois, fut complètement guéri en sept
semaines par l'usage de l'huile de foie de morue et du
bromure de potassium, sans autre modification du
régime. Chez un autre malade âgé de soixante ans, qui
avait usé de tous les remèdes sans succès, une dose
quotidienne de 3 grammes de bromure, prise pendant
six semaines, fit disparaître complètement le sucre de
l'urine, mais la glycosurie reparaissait dès qu'on ces-
sait le médicament.

Ces résultats ont été contredits par la plupart des
auteurs qui ont administré le bromure de potassium
da Costa, Lehmann, Kretschy, Kulz, Cantani, Furbringer, Frerichs. Une communication de Felizet en
1882 a rappelé l'attention sur ce médicament. Mais les
conclusions de Felizet sont beaucoup trop optimistes.
Au reste, Felizet ne donnait pas le bromure de potassium seul, mais associé aux alcalins et au régime dié-
tétique de Bouchardat, et dès lors il est bien difficile
de faire la part de ce qui revient en propre au bromure
dans les résultats signalés.

Nous ne nions pas d'ailleurs les effets du bromure de

potassium chez certains diabétiques. Nous avons vu plusieurs fois sous son influence la glycosurie s'atténuer en même temps que la polyurie, et dans quelques cas même nous avons constaté une guérison passagère, comme avec le bicarbonate de soude.

Mais le bromure de potassium présente de graves inconvénients qu'on n'a pas à redouter avec le bicarbonate de soude. Il déprime trop fortement le système nerveux, et l'on sait combien est déjà grande, du fait même de la maladie, la tendance des diabétiques à la dépression. Chez certains, cette dépression bromurée peut aller jusqu'à un état d'affaissement cérébral inquiétant. Une de nos malades nous déclarait qu'elle se sentait devenir idiote. Dujardin-Beaumetz a fait les mêmes remarques.

Malgré ces inconvénients, le bromure de potassium est un médicament à conserver dans la thérapeutique du diabète. On peut utilement l'associer ou en alterner l'emploi avec d'autres substances. Le point important est de le donner à propos et non à tort et à travers, dans toutes les formes et à toutes les périodes du diabète. Comme nous le disions dès 1876, dans notre *Traité du Diabète*, il faut s'attendre à des insuccès avec le bromure comme avec tout autre médicament, quand on l'emploie d'une manière intempestive, alors que, donné dans les conditions voulues, il aurait parfaitement réussi.

Il importe aussi de ne pas forcer les doses. 6, 8, 10 grammes par jour sont des doses excessives et dangereuses qu'il ne faut jamais prescrire. On ne doit pas dépasser la dose quotidienne de 2 à 4 grammes au plus. Administré ainsi, il combat avantageusement le diabète des sujets nerveux et impressionnables, le diabète des femmes en particulier. Il agit à la fois dans ces cas comme alcalin et comme sédatif.

L'autre sel de potasse qui peut trouver son indication chez les diabétiques est l'*iodure de potassium*, recommandé par Dickinson. Dickinson aurait vu la glycosurie et la polyurie diminuer sous l'action de l'iodure. Mais nous croyons qu'il faut en réserver l'emploi au traitement du diabétique syphilitique; il agit dans ce cas contre la cause même du diabète en faisant disparaître les lésions cérébrales de nature spécifique. On peut encore le prescrire à faible dose, 0,25 à 0,50 par jour chez les diabétiques atteints de lésions cardiaques ou d'artério-sclérose.

Mais, dans le traitement du diabète ordinaire, l'iodure de potassium nous paraît plus ·nuisible qu'utile; c'est un agent de dénutrition qui augmente l'amaigrissement, comme le constate Dickinson lui-même, et c'est là un résultat qu'il faut éviter à tout prix chez le diabétique.

3º *Sels d'ammoniaque.* — Les préparations ammoniacales ont été beaucoup vantées jadis contre le diabète.

Bouchardat donnait la *liqueur ammoniacale anisée* à la dose de 20 gouttes dans un demi-verre d'eau.

Mais c'est surtout le *carbonate d'ammoniaque* que recommandent Burr, Naumann, Barlow, Pavy. On peut le donner en potion :

```
Carbonate d'ammoniaque..     5 à 10 grammes.
Rhum....................     20 grammes.
Eau ....................    100    —
```

à prendre en trois fois, une demi-heure avant le repas; ou bien sous forme de bols, comme le prescrivait Bouchardat :

```
Carbonate d'ammoniaque.......  20 grammes.
Thériaque ...................  20    —
```

F. s. a. 40 bols.

En prendre 2 à 6 le soir en se couchant.

Guttmann, qui a repris l'étude de ce sel, le prescrit à plus forte dose, 20 grammes par jour; en continuant cette dose pendant un mois, il a vu baisser le chiffre du sucre des sept huitièmes. Et cette amélioration se serait maintenue après la suppression du médicament.

Malgré ces résultats encourageants, ces doses nous paraissent bien élevées; il ne faut pas oublier que le carbonate d'ammoniaque a une saveur désagréable et qu'il exerce sur l'estomac une action irritante.

Son action stimulante peut en rendre l'emploi utile chez les diabétiques débilités, et dans ces conditions il pourrait remplacer parfois avec avantage le bicarbonate de soude. Mais il ne faut pas en abuser.

4° *Sels de chaux, de magnésie, de lithine.* — *L'eau de chaux* et la *magnésie* ont été les premiers alcalins employés dans le traitement du diabète. L'eau de chaux donnée dans du lait et associée aux viandes et aux graisses faisait la base du traitement de Rollo. Willis et Fothergill employaient aussi cette préparation. D'après Schultz, l'eau de chaux calmerait la boulimie.

Traller et Hufeland ont prescrit la *magnésie calcinée* à la dose de 6 à 8 grammes par jour pendant une quinzaine de jours.

Ces alcalins ne sont plus guère usités contre la glycosurie même. Ils peuvent cependant être prescrits dans le diabète quand il s'agit de combattre certains troubles digestifs, la magnésie, par exemple, chez les diabétiques constipés ou dyspeptiques.

La *lithine* est de date plus récente; on emploie le *carbonate* ou le *benzoate.* Le carbonate de lithine a l'inconvénient d'irriter l'estomac, et on ne peut guère en prolonger l'usage, même à la dose de 0,50 par jour. Martineau a préconisé l'association de la lithine à l'arsenic sous forme d'eau lithinée arsenicale. Dujardin-Beaumetz conseille de prendre une heure avant chaque repas un verre d'eau de Vichy dans lequel on ajoutera 0,30 de carbonate de lithine et 2 gouttes de liqueur de Fowler.

Le benzoate de lithine effervescent est une bonne préparation, plus agréable que le benzoate de soude.

Les sels de lithine nous paraissent devoir être réservés pour les cas de diabète goutteux. Ils agissent sur la glycosurie en agissant sur l'acide urique.

Mais de tous ces sels le bicarbonate de soude reste encore l'alcalin par excellence, le médicament de choix à prescrire dans le diabète. Il a sur les autres alcalins l'avantage de pouvoir être administré pendant un temps fort long, de pouvoir être repris fréquemment sans exposer le malade aux accidents et aux inconvénients que provoque l'usage prolongé de ces sels. Il n'exige pas, comme le salicylate de soude, l'intégrité absolue des reins; il ne déprime pas le système nerveux comme le bromure de potassium; il ne détermine pas l'amaigrissement souvent rapide que provoque l'iodure de potassium; il n'a pas l'inconvénient des sels d'ammoniaque et de lithine, pour lesquels l'estomac devient si facilement intolérant; il n'amène pas de diarrhée comme les sels de magnésie.

Pour toutes ces raisons, et sauf indications spéciales, c'est donc le bicarbonate de soude qui représente le meilleur alcalin à prescrire dans le diabète. C'est par lui, comme nous l'avons dit, qu'on doit commencer à tâter la susceptibilité thérapeutique du diabétique.

Nous ne nous étendrons pas ici sur le mode d'action des alcalins. L'interprétation varie évidemment avec la conception théorique que les auteurs se font du diabète. Mialhe, dans son travail sur la médication alcaline, admet qu'en alcalinisant le sang ces médicaments facilitent et activent les combustions organiques. Pour Bouchardat, leur rôle consiste à régulariser les fonctions digestives en neutralisant l'acidité trop grande du suc gastrique. D'après d'autres, Hensen, Cornillon et Brétet, les alcalins s'opposent à la formation du sucre en limitant l'action du ferment sur la matière glycogène ou en diminuant le pouvoir saccharifiant des liquides diastasiques. Il faut rapprocher de cette opinion les expériences curieuses faites par certains auteurs sur les végétaux. Martin Damourette a vu que la vigne arrosée avec une solution alcaline donne un raisin à peu près privé de sucre. Coignard a constaté de même qu'en arrosant des betteraves ou des groseillers avec des solutions alcalines on diminue dans de notables proportions la quantité de sucre que ces végétaux renferment.

L'alcalinisation du sang ne nous paraît guère contestable. Il suffit, d'après d'Arcet, de prendre à jeun un seul verre d'eau de Vichy pour donner à l'urine une réaction alcaline qui persiste plusieurs heures. De même, l'action utile des alcalins sur les fonctions gastriques est bien établie, de même que leurs effets sur la décongestion du foie et sur la sécrétion pancréatique (HEIDENHAIN).

Mais ce que nous ne saurions admettre, c'est que les alcalins activent les combustions organiques. Contrairement à l'opinion de Mialhe, les alcalins et en particulier le bicarbonate de soude modèrent et ralentissent, à notre avis, le travail intime d'assimilation et de désassimilation, dont l'exagération caractérise, d'après nous, le mode de nutrition des diabétiques comme des goutteux. Cette exagération, attestée par les proportions anormalement élevées d'urée et d'acide urique qu'excrètent les malades dans les périodes actives de leur affection, est puissamment modifiée d'une manière générale par le bicarbonate de soude. L'action locale de ce sel sur le foie est la même; en diminuant l'activité fonctionnelle des cellules hépatiques, il modère le travail de transformation glycogénique, comme en ralentissant l'activité générale des tissus il diminue la formation de l'urée et de l'acide urique. De là la baisse simultanée qu'on observe, sous son influence, du sucre, de l'urée et de l'acide urique excrétés. Si la théorie de Mialhe était vraie, cette baisse simultanée ne devrait pas se produire, le chiffre des combustions azotées devrait augmenter en même temps que la glycosurie s'atténue. (Voir pour cette discussion notre *Traité de la goutte*, p. 622 et suiv.)

II. — *Les opiacés.* — Nous formons notre second groupe d'antidiabétiques complets avec les opiacés qui, de temps immémorial, depuis Aétius, ont été donnés contre le diabète, bien que la distinction entre le diabète sucré et le diabète insipide ne fût pas faite.

L'opium mérite bien réellement la faveur qu'on lui a toujours attribuée dans le traitement du diabète. Très rapidement, il atténue la boulimie, la soif et la polyurie; il fait baisser la glycosurie et en même temps ramène à la normale l'excrétion de l'urée; il favorise le retour de l'embonpoint. On pourrait même, en poussant très haut les doses d'opium, comme faisaient Kratschmer, Tomasini et d'autres, obtenir la disparition complète du sucre. Cette disparition de la glycosurie n'est pas, il est vrai, définitive; le sucre reparaît quand on cesse complètement l'usage du médicament. On peut dire cependant que l'association de l'opium aux alcalins constitue la meilleure médication à opposer au diabète.

Comment agissent les opiacés? Est-ce simplement en calmant ou en modérant l'excitation nerveuse? Pécholier a émis une autre opinion que nos expériences nous semblent confirmer. D'après Pécholier, l'opium ralentit le mouvement de désassimilation nutritive; il met, en quelque sorte, suivant l'expression de cet auteur, la nutrition « en catalepsie ». Or, chez les animaux que nous avons soumis à l'influence de l'opium, bien que la dose employée ne modifiât pas l'appétit, nous avons constaté la diminution des phosphates, des sulfates et surtout de l'urée; dans certains cas, le chiffre de l'urée tombait de moitié ou des trois quarts. Nous avons constaté les mêmes résultats chez deux hommes. Il y a là une analogie complète d'action avec ce qui passe pour les alcalins, analogie qui justifie l'association de ces deux ordres de substances dans le traitement du diabète, leurs effets s'accumulant, pour ainsi dire, pour ralentir le travail exagéré de désassimilation intense qui caractérise cette maladie.

Willis, Fothergill et les anciens administraient l'opium sous forme de thériaque. Cette vieille préparation est encore celle que préfère Bouchardat. Voici les raisons qu'il en donne, et elles sont assez judicieuses pour conserver quelques partisans à l'antique électuaire. « Nous y trouvons, en effet, dit-il, de l'opium associé avec plusieurs substances qui contribuent à stimuler les forces vives de l'appareil digestif plutôt qu'à les déprimer. Nous y remarquons du fer, à l'état de tannate de fer, dont on peut comprendre l'utilité ; des médicaments amers dont l'action est favorable ; des plantes riches en essence ; des résines et des gommes-résines qui agissent en stimulant toutes les forces de l'économie et en sollicitant l'action de la peau. En un mot, l'expérience m'a montré que dans la glycosurie, surtout dans la période d'affaiblissement, la thériaque réunissait les avantages des opiacés, des corroborants, des stimulants, et que son usage ne présentait aucun inconvénient. J'en donne chaque soir 2 à 10 grammes ;

je trouve quelquefois utile d'y associer 1, 2 ou 3 centi-grammes d'extrait d'opium. »

Mais c'est l'extrait aqueux d'opium ou extrait thébaïque qui a été surtout employé. Ormerod prescrivait aussi la poudre de Dower qui stimule mieux les fonctions cutanées. L'extrait thébaïque a été donné à des doses très élevées; Christison et Pavy se contentent de 0,50 par jour, mais Ware arrive progressivement à 1 gramme, Elliotson et Kratschmer à 2 grammes, Tomasini à 3 grammes, et Mac Gregor jusqu'à près de 6 grammes par jour. Ces fortes doses nous paraissent inutiles et souvent dangereuses; on obtient d'aussi bons résultats avec des doses moyennes. Les diabétiques tolèrent, il est vrai, assez facilement ces doses énormes de 2 et 3 grammes, mais ils deviennent alors de véritables « mangeurs d'opium »; ils maigrissent, se cachectisent et aboutissent à la tuberculose.

D'après Taylor et Hilton Fagge, l'emploi des opiacés constituerait une prédisposition aux accidents toxiques et faciliterait le développement de l'acétonémie. A doses trop hautes, c'est possible; mais à doses modérées, cette crainte nous paraît vaine; nous qui donnons couramment l'opium à tous nos diabétiques, nous n'avons jamais vu sous son influence se produire l'acétonémie.

Mais il est juste de dire que l'opium est contre-indiqué chez les diabétiques menacés d'acétonémie. Donné dans de pareilles conditions, il ne pourrait que précipiter la phase d'assoupissement et de coma ; ses effets narcotiques viendraient s'ajouter aux effets toxiques de l'acétone, mais en réalité ils ne les provoquent pas.

Les alcaloïdes de l'opium nous paraissent inférieurs à l'extrait thébaïque. Kretschy, Kratschmer, Pavy ont recommandé la *morphine* à l'intérieur ou en injections sous-cutanées, 15 centigrammes par jour (Pavy), jusqu'à 20 et 25 centigrammes (Kratschmer). D'après ce dernier, la morphine ralentit les échanges matériels, diminue la glycosurie, et chez un jeune soldat il a vu en quarante-cinq jours le poids augmenter de près de 10 kilogrammes.

Dans 6 cas sur 7, la morphine en injections hypodermiques a donné aussi d'excellents résultats à Caplick ; dans plusieurs cas, la glycosurie a disparu en quelques jours.

Mais Frerichs déclare que la morphine a beaucoup moins d'action que l'opium même sur la sécrétion urinaire et qu'elle amène beaucoup plus vite des accidents cérébraux, ce qui oblige à y renoncer de bonne heure.

Nous n'avons jamais observé d'accidents cérébraux, la morphine étant donnée à l'intérieur à la dose de 1 à 5 centigrammes par jour. Mais nous ne conseillons pas l'emploi de cet alcaloïde, surtout en injections sous-cutanées. Sans parler de son infériorité évidente pour nous, par rapport à l'extrait thébaïque, on doit toujours redouter que l'usage un peu prolongé de la morphine ne transforme le diabétique en morphinomane.

Ce danger n'est pas à redouter avec la *codéine,* qu'on peut aussi prescrire comme succédané de l'extrait d'opium. Mais les résultats signalés sont contradictoires. Si Squire, Singleton, A. Smith, en vantent les bons effets, Lindsay en conteste absolument l'efficacité contre la glycosurie, et Frerichs la condamne en disant qu'elle s'est toujours montrée impuissante contre les manifestations du diabète, tandis qu'elle provoquait des troubles fonctionnels qui ont obligé à en suspendre l'emploi.

Pour notre part, nous n'utilisons guère d'autre préparation que l'extrait thébaïque, à la dose ordinaire de 5 centigrammes par jour, sous forme de pilules de 0,025, à prendre matin et soir. Nous le donnons rarement seul, mais associé le plus souvent soit aux alcalins, soit à l'arsenic.

Nous avons soin de ne pas en prolonger trop longtemps l'usage; il est préférable de l'administrer d'une façon intermittente, pendant quinze à vingt jours d'abord, avec une suspension d'une à deux semaines, pour en apprécier les effets, et le reprendre ensuite à une dose plus forte ou plus faible suivant les cas.

Cette dose moyenne de 5 centigrammes nous paraît suffisante dans la grande majorité des cas de forme légère ou moyenne. Mais contrairement à l'avis de Dickinson, qui limite l'emploi de l'opium aux formes bénignes du diabète, nous n'hésitons pas à prescrire l'extrait thébaïque dans les formes graves, et à en élever progressivement les doses jusqu'à 50 centigrammes par jour.

Mais ici encore il faut le donner avec des interruptions et en éviter l'administration continue.

La prudence est surtout commandée chez les vieux diabétiques, où la cachexie est menaçante, quand il existe des complications graves, pulmonaires, rénales ou gastro-intestinales. C'est dans ces cas qu'on doit redouter la production d'accidents nerveux, l'action narcotique de l'opium venant s'ajouter aux effets toxiques de l'acétone.

III. *Les arsenicaux*. — Les résultats obtenus dans le traitement du diabète par l'emploi de l'arsenic sont très dissemblables. Tandis que les uns signalent des guérisons ou des améliorations remarquables, les autres ne constatent que des insuccès, des effets à peine appréciables, nuls ou même inquiétants. Ces divergences ne doivent pas étonner si l'on veut bien ne pas perdre de vue que le diabète est une maladie de longue durée, dont les indications thérapeutiques et le traitement ne sauraient être les mêmes à toutes les périodes, que certaines formes sont absolument intraitables et rebelles à toute médication, qu'enfin, même en dehors du diabète, tous les sujets sont loin de présenter la même tolérance et les mêmes réactions à l'égard des arsenicaux.

Berndt, de Greiswald, qui paraît être le premier à avoir essayé l'arsenic chez les diabétiques, n'obtint que des résultats lamentables : sept de ses malades, sur huit traités par l'arsenic, l'opium et l'émétique, succombèrent. Budd et Lehmann déclarent aussi n'en avoir retiré aucun bénéfice. Lehmann affirme même, d'après ses expériences, que chez les diabétiques soumis à la diète mixte, l'usage de l'arsenic augmente la glycosurie. De fait, chez un malade de Siredey, traité pendant deux mois par la liqueur de Fowler, la proportion de sucre monta de 30 grammes par litre à 81 grammes. Chez un autre malade de Lailler, l'arséniate de soude, au bout d'un mois, n'avait produit aucune modification de la glycosurie, et, de plus, l'arsenic avait déterminé une bouffissure considérable de la face et de la jambe. Kulz, sur cinq cas de diabète soumis à la médication arsenicale, n'a constaté que des résultats insignifiants.

Furbringer, Turner, Heubner, refusent de même toute action antidiabétique à l'arsenic. Cantani déclare que la liqueur de Fowler à la dose de quinze et même trente gouttes par jour ne lui a jamais donné le plus petit résultat. Dans un seul cas, la glycosurie disparut momentanément, mais, « sans doute, dit Cantani, à la suite du catarrhe aigu gastro-intestinal provoqué par l'arsenic » ; dès que ces accidents furent dissipés, le sucre reparut dans les urines.

Frerichs, extrêmement sceptique à l'égard de toutes

les médications dirigées contre le diabète, dit que l'action perturbatrice dela liqueur de Fowler sur la glycogénie hépatique pouvait en faire bien augurer dans le traitement du diabète, mais que l'observation clinique a fait promptement justice de cette conception. La liqueur de Fowler ne lui a pas mieux réussi en injections hypodermiques.

A ces conclusions pessimistes il faut opposer les résultats favorables obtenus par un grand nombre d'auteurs. Un malade d'Owen Rees, dont le diabète résistait à tous les moyens ordinairement employés, fut rapidement amélioré par l'emploi de l'arsenic. Dans deux cas, Jabez Hogg obtint la guérison à l'aide du sulfure d'arsenic. Trousseau, Foville et Devergie, Leube, Popoff, Pap, ont constaté de même les bons effets des arsenicaux. Devergie et Foville insistent sur la nécessité de donner l'arsenic *à doses progressives*. Pour eux, une partie des insuccès est due à la nature du composé arsenical et au mode d'administration. Ils donnaient la liqueur de Fowler deux fois par jour, en commençant par une goutte matin et soir et en augmentant d'une goutte par jour, jusqu'à un maximum qui varie suivant les sujets de douze à quatorze gouttes par jour. Pap procède de même; il commence par trois gouttes et va, chaque jour, en augmentant d'une goutte jusqu'à vingt gouttes, puis il diminue méthodiquement chaque jour d'une goutte.

Les expériences anciennes de Saikowsky, celles plus récentes de Quinquaud, justifient théoriquement l'emploi de l'arsenic contre le diabète, en même temps qu'elles fournissent l'explication de son mode d'action. D'après Saikowsky, quand on fait prendre à un animal de l'acide arsénieux pendant quelque temps, si on vient à sacrifier cet animal à un moment où il paraît encore en bonne santé, on ne trouve plus traces de substance glycogène dans son foie, quelle que soit l'alimentation à laquelle on l'ait soumis.

Dans ces mêmes conditions la piqûre du quatrième ventricule ne détermine chez un animal ainsi intoxiqué qu'une glycosurie à peine notable. Enfin, chez des lapins rendus fortement diabétiques par des injections de curarine, l'emploi de l'arsenic à petites doses pendant trois ou quatre jours fait disparaître rapidement toute trace de sucre dans l'urine, et le foie ne renferme plus de substance glycogène.

Frerichs a constaté de même que dans l'intoxication arsenicale on peut piquer le plancher du quatrième ventricule sans rendre les animaux glycosuriques.

Les expériences de Quinquaud sont analogues. Quinquaud injecte sous la peau des animaux 12 à 15 gouttes de liqueur de Fowler, puis il pique le plancher du quatrième ventricule; or, il ne se produit qu'une glycosurie insignifiante, et l'analyse du sang et du foie montre toujours une diminution de la quantité de sucre;

si la dose de liqueur de Fowler est suffisante pour produire l'empoisonnement, le sucre disparaît complètement. L'arsenic, d'après Quinquaud, exerce sur les cellules hépatiques une action stéatogène qui ralentit ou supprime sa fonction glycogénique. « L'arsenic, dit-il, est le frein modérateur du diabète. »

Notre pratique personnelle confirme absolument les résultats favorables obtenus de l'emploi de l'arsenic. Le plus souvent, sauf dans les cas qui résistent à toute médication, nous avons vu l'arsenic agir dans le même sens que l'opium et les alcalins, c'est-à-dire à la manière d'un antidiabétique parfait, retardant l'amaigrissement et diminuant en même temps la glycosurie, l'azoturie et la polyurie.

Furbringer a employé l'*acide arsénieux* à la dose de 4 à 15 milligrammes par jour. Clemens, Gillifort, Turner, Karanyi, donnent la préférence au *bromure d'arsenic* à la dose de 3, 9 et 12 gouttes par jour. L'amélioration ne se manifeste qu'au bout d'une quinzaine de jours. On diminue alors progressivement le nombre des gouttes avant de cesser tout à fait l'usage du médicament.

C'est la liqueur de Fowler (arsénite de potasse) que nous prescrivons habituellement, à l'exemple de Devergie, de Pap et de la plupart des auteurs. Nous en donnons de 15 à 20 gouttes par jour, rarement plus, et pour prévenir l'irritation intestinale et la diarrhée qui résultent souvent de l'usage de l'arsenic, nous associons d'ordinaire à la liqueur de Fowler 2 à 3 gouttes noires anglaises ou bien 4 à 5 gouttes de laudanum de Sydenham. Ces gouttes doivent être prises avant le repas, pendant un temps plus ou moins long, suivant l'intensité du diabète, trois semaines au moins. En même temps que l'arsenic, nous conseillons une des eaux minérales dont nous parlerons plus loin.

Au bout de trois à quatre semaines, nous cessons tout traitement, sauf indication spéciale, et après un repos de durée variable, nous revenons, s'il en est besoin, à l'usage de la liqueur de Fowler. Nos malades font ainsi souvent, dans le cours de la même année, trois à quatre cures arsenicales.

Si le diabète ne nous paraît pas modifié d'une manière suffisante par l'arsenic, nous suspendons momentanément l'usage de la solution de Fowler pour prescrire les alcalins.

L'arsenic nous a donné de bons résultats dans toutes les formes du diabète; mais c'est surtout chez les diabétiques anémiés et débilités, et en particulier chez les diabétiques tuberculeux, que son emploi nous semble indiqué.

II. — *Antidiabétiques incomplets.*

Si le nombre des antidiabétiques parfaits se restreint aux trois groupes de substances que nous venons

7

de passer en revue, les médicaments que nous appelons *antidiabétiques incomplets* sont au contraire innombrables. Toute substance qui a paru capable de modifier ou d'atténuer quelqu'un des symptômes cardinaux du diabète, et en particulier la glycosurie et la polyurie, a été essayée, vantée, recommandée, et a trouvé des partisans plus ou moins enthousiastes.

Pour certains, diminuer la quantité d'urine ou de sucre éliminée par les reins semble être toute la question à résoudre ; on s'imagine ainsi améliorer ou guérir le diabétique parce qu'on aura abaissé à 2 litres ou 1 litre 1/2 la proportion d'eau ou qu'on aura supprimé la glycosurie.

Sans doute cette diminution de la polyurie, cette disparition du sucre, sont des effets qu'on est en droit de chercher et d'attendre d'une médication bien dirigée. Mais encore faut-il tenir compte des conditions dans lesquelles ce résultat est obtenu. On ne fait pas attention que la polyurie et la glycosurie ne sont que des signes d'une perversion morbide, d'un trouble général de l'organisme, et que faire disparaître ces signes sans en modifier la cause réelle, c'est poursuivre un but illusoire et peut-être dangereux.

Il est admissible, certainement, qu'en présence d'une polyurie excessive et qui fatigue le malade, on cherche à en restreindre l'abondance ; mais s'attacher uniquement à faire baisser la proportion d'urine pour diminuer la glycosurie, et surtout supprimer brusquement l'excrétion du sucre sans être certain qu'on en arrête la formation, c'est exposer le malade à des accidents graves dont les antidiabétiques incomplets doivent être souvent et justement rendus responsables.

Il convient donc d'opposer en tous points cette deuxième classe de médicaments à la première. Non seulement les substances qui entrent dans ce groupe n'ont pas l'action directe des antidiabétiques complets sur l'évolution intime du processus diabétique, et par suite n'ont aucune utilité réelle, mais encore ils peuvent, par un emploi inopportun, devenir une source de complications et d'accidents sérieux, sans compter ceux qui, comme le jaborandi et la digitale, doivent être tenus pour des moyens toujours et radicalement dangereux.

Nous réunissons donc sous le nom d'antidiabétiques incomplets les médicaments qui possèdent ou auxquels on a supposé la propriété d'atténuer ou de supprimer un des symptômes caractéristiques du diabète, la soif, la polyurie, la glycosurie, sans posséder en même temps une action certaine sur la cause même de ces symptômes, c'est-à-dire sur la formation en excès du sucre.

Ces médicaments peuvent rendre des services dans certains cas; c'est pourquoi il est bon de les connaître; mais il faut toujours les manier avec prudence, et avoir soin d'en surveiller de très près l'administration.

On peut les diviser en deux grandes classes :

1° Ceux qui modifient la glycosurie;

2° Ceux qui modifient la polyurie.

A. — *Modificateurs de la glycosurie.* — L'introduction d'une nouvelle substance dans la thérapeutique du diabète repose toujours sur une idée théorique. On peut se proposer théoriquement de modifier la glycosurie, soit en entravant la fonction du glycogène ou du sucre, soit en facilitant la destruction du glycose formé, soit en favorisant l'élimination du sucre par d'autres émonctoires que le rein.

Chacune de ces idées peut servir à catégoriser un groupe de médicaments. La première, qui dérive de la théorie de Pavy sur l'existence d'un ferment morbide, cause de la formation du sucre, a conduit à préconiser les *antizymotiques* dans le traitement du diabète. La créosote, l'acide phénique et l'acide salicylique, la teinture d'iode, l'iodoforme, le chloral peuvent être rangés sous cette étiquette.

La *créosote* a été employée dès 1834 par Berndt, qui note même la guérison d'un cas de diabète par cette médication. Bouchardat déclare qu'il s'en est servi dans quelques rares occasions, mais sans succès. Griesinger a essayé aussi de l'utiliser. Depuis lors, la créosote n'a guère été expérimentée dans le diabète. Il y aurait lieu peut-être d'essayer de nouveau les injections sous-cutanées d'huile créosotée. Ces injections, en tout cas, nous paraissent rationnellement indiquées chez les diabétiques cachectisés et menacés ou atteints de phtisie pulmonaire.

Les *acides phénique* et *salicylique* ont été, dans ces dix dernières années, l'objet de tentatives plus nombreuses entre les mains de Cruppi, de Furbringer, de Fischer, d'Ebstein, de Peters, de Renzi, de Caplick.

Pour l'acide salicylique, on n'a pas tardé à lui substituer le salicylate de soude, et nous avons vu que c'est comme sel de soude, comme alcalin, qu'il agit contre le diabète bien plutôt que comme antizymotique.

L'acide phénique à la dose de 0,30 à 1 gr. 50 par jour ferait, d'après Furbringer, diminuer et même parfois disparaître la glycosurie en quelques jours. Cet effet persiste tant qu'on continue l'usage du médicament; mais il suffit de le suspendre pour voir, dès le lendemain, reparaître la glycosurie aussi intense, plus intense même qu'avant son administration. Or, il est impossible de continuer longtemps l'usage de l'acide phénique qui ne tarde pas à provoquer des troubles gastriques. Frerichs pense même que la disparition du sucre tient uniquement à cette influence nuisible du phénol sur l'estomac. Le catarrhe gastrique qui résulte de l'ingestion de cet acide diminue promptement l'absorption et par suite l'apport au foie des substances destinées à la transformation glycogénique.

Nous ne serons pas aussi absolu que Frerichs: les troubles gastriques ne surviennent qu'au bout d'un certain temps, et la glycosurie diminue sous l'influence de l'acide phénique dès le troisième ou le quatrième jour. Il semble donc bien que le phénol ait une action directe sur la glycosurie, et cette action, on peut l'utiliser passagèrement, quand, par exemple, à l'occasion d'une intervention chirurgicale, on veut obtenir une diminution rapide de la glycosurie.

Mais il est impossible d'en prolonger l'usage, en raison de l'irritation gastrique qui en est la conséquence nécessaire. L'acide phénique est un médicament dangereux, utilisable seulement d'une manière toute temporaire.

Nous en dirons autant de l'iode, soit sous forme de teinture, soit à l'état d'iodoforme.

A la dose de vingt à trente gouttes de *teinture d'iode* par jour, Seegen a fait disparaître rapidement le sucre de l'urine chez trois diabétiques. Mais, à de pareilles doses, la teinture d'iode n'est pas tolérée longtemps par l'estomac. On peut être certain de voir apparaître des désordres gastro-intestinaux, qui d'ailleurs n'ont pas manqué chez un des malades de Seegen.

Même objection pour l'*iodoforme*, dont Moleschott, Posz, Frerichs, ont obtenu de bons résultats aux doses de 0, gr. 20 à 0, gr. 40 par jour. Moleschott prescrit l'iodoforme en pilules sous la forme suivante :

Iodoforme .... 1 gramme.
Extrait de laitue................. 1   —
Coumarine .... 0 gr. 10

pour dix pilules.

Dans les cas légers, ce traitement a fait disparaître le sucre complètement; dans les cas graves, il en a diminué la quantité. Mais la glycosurie reparaît au même taux qu'avant, dès qu'on suspend l'usage du médicament.

D'après Posz, cet usage ne peut être continué au delà de huit à quinze jours; il a vu, en effet, des accidents sérieux se développer si on insiste trop longtemps, salivation, diarrhée, tremblement, parésie. Maragliano est absolument opposé à l'emploi de l'iodoforme chez les diabétiques; il regarde l'iode comme tout à fait inutile et souvent dangereux.

Nous conseillons l'iodoforme dans les mêmes conditions que l'acide phénique. Il fait baisser la glycosurie d'une manière rapide; mais il est impossible d'en continuer l'usage. C'est donc un moyen temporaire d'agir sur la glycosurie; ce n'est pas une médication.

Quant au *chloral*, les recherches d'Eckhardt sur son action dans le diabète expérimental du chien ont engagé à l'essayer chez l'homme. Il fait disparaître le sucre de l'urine des animaux dont on a piqué le quatrième ventricule. Mais, d'après Frerichs, qui l'a donné souvent et parfois pendant longtemps, on ne peut lui reconnaître aucune efficacité réelle.

Il faut ranger parmi les antizymotiques les *sulfites*, préconisés en Italie contre le diabète ; le sulfite de soude, administré à la dose de 4 grammes par jour, aurait, au bout d'un mois, amené la guérison complète d'un diabétique traité par Mancini. Mais il faut dire que ce résultat si encourageant n'a plus été obtenu depuis lors. D'ailleurs, si le sulfite de soude a une action favorable contre le diabète, c'est, à notre avis, comme le salicylate de soude, à sa qualité d'alcalin et non à ses propriétés antizymotiques qu'il la doit.

On peut de même regarder comme un antizymotique le *syzigium jambolanum* ou *jambul*, qu'on a vanté, bien à tort d'ailleurs, il y a quelques années, comme un véritable spécifique du diabète. Le jambolanum est un arbre de la famille des myrtacées, qui croît dans l'Inde. C'est l'extrait de ses graines qu'on emploie. D'après Hillebrandt, cet extrait entrave l'action des divers ferments animaux et végétaux. Il entrave aussi l'action des diastases et des ferments saccharifiants de la salive, du pancréas. Donné à la dose de 2 à 3 grammes, l'extrait de jambul a produit de bons effets entre les mains de certains auteurs. D'autres n'ont rien obtenu. Chez trois diabétiques, Posner et Epenstein ont noté une légère amélioration des phénomènes subjectifs accusés

par des malades. Nous n'avons obtenu autre chose
avec ce médicament que des troubles digestifs.

Il n'y a donc à retenir de ces prétendus antizymotiques que leur action nuisible sur les fonctions de l'estomac. On peut, dans quelques cas, utiliser l'iodoforme
d'une manière passagère, mais il faut se garder d'en
prolonger l'usage.

En sens inverse, on a administré certains ferments
dans l'espérance probable de faciliter la destruction
du sucre, Gray, la *présure*; Pavy, Richter, Bennett, la
pepsine; Bird, Herepath, Baudrimont, ont fait prendre
de la *levure de bière* à des diabétiques, à des doses
croissantes de 0, gr. 20, 0, gr. 50 et jusqu'à 2 grammes
par jour; Ruckoldt a essayé le *thymus* de veau.

Ces tentatives anciennes sont à rapprocher des essais
plus récents inspirés par les expériences de Mering et
de Minkowski et dans lesquels on a donné le *pancréas*
en nature ou fait des injections d'extrait de cet organe,
préparé suivant la méthode de Brown-Sequard.

Au reste, pas plus les anciennes que les nouvelles,
ces tentatives n'ont donné le moindre résultat. Quant à
la levure de bière, dans deux des cas où elle a été prescrite, le diabète s'est terminé rapidement par la mort.
Pour les autres, où les conséquences ont été moins graves, Pavy déclare qu'on ne saurait en continuer longtemps l'usage, « parce qu'elle provoque dans l'estomac
la formation exagérée de gaz, et que, suivant la propre

expression des malades, ils croient qu'ils vont éclater ».

Les anti-diabétiques incomplets qui ont la prétention d'exagérer les combustions du diabétique, sont-ils plus efficaces? On a conseillé les inhalations d'oxygène, les bains d'air comprimé, le peroxyde d'hydrogène, les préparations de chlorate et de permanganate de potasse.

Griesinger, Birch, Demarquay, Bérenger-Féraud, ont expérimenté les *inhalations d'oxygène*, avec des résultats plus ou moins satisfaisants. Griesinger déclare qu'il n'a obtenu aucun effet appréciable. Jamais nous n'avons vu baisser la glycosurie sous l'influence des inhalations d'oxygène.

Nous ne pouvons rien dire *de l'eau oxygénée*, que divers auteurs anglais ont donné à la dose de 2 grammes trois fois par jour. Il est peu probable que les résultats soient meilleurs.

Sampson, en 1853, a essayé le *chlorate* et le *permanganate de potasse*. Les effets du chlorate de potasse furent nuls. Le permanganate de potasse, à la dose de 5 à 15 centigrammes, en solution dans trois à quatre cuillerées d'eau, pris trois fois par jour un peu avant le repas, diminuerait la polyurie, calmerait rapidement la soif et modifierait avantageusement les troubles dyspeptiques. Masoin, en 1882, a vanté de nouveau le permanganate.

Il y a peu de fond à faire sur ce genre de médicaments. Car même en supposant qu'ils augmentent la quantité d'oxygène introduit dans l'organisme, ils ne peuvent faire que cet oxygène soit absorbé et serve à brûler le sucre. Reynoso, l'inventeur de la théorie respiratoire du diabète, proteste lui-même contre l'emploi des inhalations d'oxygène, en s'appuyant sur le fait démontré par Regnault et Reiset, que la respiration des animaux dans une atmosphère renfermant deux à trois fois plus d'oxygène que l'air normal, ne présente aucune différence avec celle qui s'exécute dans l'atmosphère terrestre.

Pettenkofer et Voit ont démontré de leur côté que le diabète met le malade dans l'impuissance d'augmenter la quantité d'oxygène absorbé.

On ne peut, d'ailleurs, et nous nous sommes longuement étendu sur ce sujet dans notre *Traité de la goutte* (p. 515 et suiv.), faire pénétrer à volonté de l'oxygène dans le sang. Si parfois il y a chez l'être vivant sursaturation du sang par l'oxygène, cette sursaturation n'est que la conséquence de l'excès de travail de dissociation qui se passe dans les tissus. L'oxygène répond à l'appel que lui fait l'économie, et cet appel n'a lieu qu'en raison directe de l'intensité de ce travail. L'oxygène participe à la formation des éléments nouveaux résultant de ces dissociations exagérées, mais il ne saurait les provoquer. Quelle que soit la quantité d'oxygène inhalé, on ne voit jamais augmenter la quantité d'eau, d'acide carbonique ou d'acide lactique.

Donc, ni théoriquement, ni pratiquement, il n'y a

lieu de faire intervenir les substances oxydantes comme des modificateurs de la glycosurie.

Reste le troisième groupe, basé sur l'idée de favoriser l'élimination du sucre par d'autres voies que le rein. Goolden a conseillé les bains turcs et Swinhoe les bains de vapeur sèche. Ce sont des moyens dangereux à employer chez les diabétiques, dont on risque d'exagérer ainsi la dénutrition d'une façon inquiétante.

Le jaborandi a trouvé des partisans dans Pepper et Wendelschmidt, et les injections sous-cutanées de pilocarpine sont recommandées par Glax et surtout par Hoffer. Mais tandis que Hoffer célèbre l'action merveilleuse de la pilocarpine, qui ferait baisser le chiffre du sucre et de l'urée et la quantité des urines, tout en favorisant le retour de l'embonpoint, ce qui en ferait un antidiabétique complet, Furbringer lui refuse absolument toutes ces propriétés. Pour Furbringer la pilocarpine n'a qu'une action à peine appréciable sur la glycosurie. Elle diminue, il est vrai, la polyurie, mais en déterminant la diarrhée. Hoffer explique les résultats défavorables obtenus par Furbringer, par l'emploi de doses trop élevées ou trop répétées.

Nous avons essayé la pilocarpine en injections hypodermiques, mais nous n'avons jamais remarqué que des effets insignifiants. La pilocarpine diminue sans doute la quantité des urines, mais n'atténue pas la glycosurie. Cette diminution des urines nous paraît plutôt nuisible. Il résulte des recherches mêmes de Hoffer que la sueur ne contient pas de sucre. Furbringer a constaté que la salive n'en renferme pas davantage et que la sueur n'en contenait que des traces chez le malade qu'il a traité. Sans parler du malaise général que provoque la pilocarpine, l'action éliminatrice recherchée n'est donc pas obtenue. Il devient donc par suite dangereux de supprimer ou de diminuer la sécrétion rénale pour la remplacer par une autre sécrétion qui n'élimine que des traces de la substance qu'on veut dériver sur une autre voie.

En somme, on le voit, il n'y a rien à attendre que des mécomptes ou des accidents des divers antidiabétiques incomplets dont la prétendue action s'exercerait sur la glycosurie. Ceux qui agissent sur la polyurie ne sont guère plus recommandables.

B. — *Modificateurs de la polyurie*. — Par analogie, les médicaments qui réussissent contre le diabète insipide, l'ergot de seigle, la valériane, l'antipyrine, la belladone, ont été expérimentés dans le diabète sucré.

Hasse, chez deux diabétiques, a vu le *seigle ergoté*, à la dose de 50 centigrammes, diminuer la quantité et faire baisser le poids spécifique de l'urine en même temps que s'amendaient tous les autres symptômes du diabète. Barr et Pepper ont obtenu des résultats analogues avec l'ergotine ; ils ont même vu leurs malades reprendre de l'embonpoint. Tiedmann croit également à l'action favorable de l'ergotine dans le traitement du diabète sucré.

Nous ne reconnaissons à l'ergot de seigle et à l'ergotine d'autre utilité que celle de diminuer la polyurie. On peut les prescrire momentanément dans le cas où ce symptôme prédomine d'une façon gênante sans être en rapport avec une glycosurie abondante. Mais, par le fait même que l'usage de ces médicaments ne peut être prolongé quelque temps sans préjudice pour l'estomac, ils doivent être tenus pour incapables de modifier une maladie comme le diabète sucré qui réclame une médication continue et persévérante.

La *belladone* agit de même sur la polyurie et calme la soif, mais elle n'a pas d'influence sur la glycosurie. Dans la proportion de 2 centigrammes d'extrait de belladone pour 4 centigrammes d'extrait thébaïque, elle a donné de bons résultats à Villemin, qui, dans un cas de diabète grave chez un jeune soldat, a obtenu la guérison à l'aide de cette médication. Mais, dans ce résultat, la part la plus importante ne revient-elle pas à l'opium ?

De ces modificateurs de la polyurie, la *valériane* nous semble posséder l'action la plus utile. On pourrait même la regarder comme un antidiabétique complet si cette action était moins incertaine et moins passagère. D'après les recherches de Bouchard, la valériane à dose massive ralentit la combustion des substances hydrocarbonées et diminue ainsi la polyurie et la soif. Cet auteur donne l'extrait de valériane à la dose de 8 grammes par jour et pousse jusqu'aux doses quotidiennes de 20 et 30 grammes.

Mais de semblables doses ne peuvent être maintenues quelque temps qu'au prix de troubles digestifs plus ou moins marqués qui obligent à en suspendre l'usage, et la polyurie avec ses conséquences reparaît immédiatement.

D'après notre expérience, il vaut mieux donner la valériane à dose modérée, 30 à 60 centigrammes d'extrait par jour; à cette dose, l'action sur la polyurie est peu prononcée; mais l'emploi du médicament peut être prolongé suffisamment pour qu'on puisse maintenir les deux effets qui se produisent dans ces conditions, c'est-à-dire la diminution du sucre et de l'azoturie.

C'est dans le diabète accompagné de troubles nerveux qu'on obtiendra les meilleurs effets de l'usage de la valériane.

L'antipyrine est à placer sur le même rang que la valériane. D'après G. Sée, les diabétiques dont la glycosurie ne dépasse pas 80 à 100 grammes par litre, guériraient souvent complètement par l'emploi de ce médicament. En revanche, les effets seraient nuls chez les diabétiques fortement glycosuriques, au-dessus de 200 grammes par litre, et chez les diabétiques phtisiques. D'après Dujardin-Beaumetz, l'antipyrine est aussi absolument inefficace dans le diabète grave.

Robin insiste sur ce fait que l'antipyrine ne doit pas être un médicament d'habitude. On doit la donner pendant 8 à 12 jours au plus. Ce temps écoulé, il faut en suspendre l'usage dont la prolongation pourrait provoquer une albuminurie, transitoire il est vrai, mais pouvant déterminer un nouveau trouble de la nutrition. L'antipyrine doit être cessée dès que l'urine contient la moindre trace d'albumine.

Nous n'avons jamais vu de guérison du diabète par l'antipyrine, mais nous avons observé des améliorations aussi nettes qu'avec les alcalins et les opiacés. Tous les symptômes du diabète s'atténuent en même temps que la glycosurie et l'azoturie diminuent. Comme la valériane, l'antipyrine pourrait être rangée parmi les-antidiabétiques complets, si son action était plus persistante. Mais on ne peut en continuer longtemps l'usage pour deux raisons : d'abord parce qu'elle détermine à la longue une albuminurie plus ou moins abondante; ensuite parce qu'elle provoque des gastralgies et des troubles digestifs plus ou moins précoces suivant les sujets.

Nous donnons l'antipyrine à la dose de 3 à 4 grammes par jour concurremment avec les alcalins et le bicarbonate de soude; elle agit, à notre avis, dans le même sens que l'opium, la valériane ou le bromure de potassium. On peut en alterner l'usage avec celui de ces trois médicaments, en ayant soin de ne pas la prescrire pendant plus de 8 à 10 jours.

Les substances de la même série, exalgine, phénacétine, antifébrine, feraient aussi, comme l'antipyrine, baisser la glycosurie, d'après Dujardin-Beaumetz. Mais leurs inconvénients sont encore plus rapides et plus graves que ceux de l'antipyrine.

Furbringer a expérimenté la *digitale* dans le traitement du diabète : il a constaté qu'à faible dose, la digitale augmente l'élimination du sucre et de l'urine, mais qu'à forte dose, elle la diminue.

Y a-t-il là une indication à l'emploi de la digitale chez les diabétiques? Pas la moindre, à notre avis. D'abord, ni l'estomac ni l'organisme ne peuvent tolérer longtemps de fortes doses de digitale; des troubles digestifs et toxiques ne tardent pas à se produire. Et il est bien probable que la diminution de la glycosurie et de l'azoturie constatée par Furbringer ne tient pas à d'autres causes.

En outre, la digitale eût-elle une action directe sur le diabète qu'il ne faudrait pas moins la considérer comme un médicament dangereux chez les diabétiques, dont le cœur est si souvent surchargé de graisse. En excitant à contre-temps les contractions d'un cœur menacé souvent d'impuissance, on a toujours à redouter les conséquences de l'action digitalique sur les cœurs dégénérés et les accidents du collapsus cardiaque.

La digitale n'a d'autre indication dans le diabète que celles qu'on lui reconnaît dans toute autre maladie. C'est l'état du cœur et de la sécrétion urinaire qui doit guider le médecin. Quand il se produit de l'oligurie et de l'anurie, et que la persistance de cette anurie peut faire redouter les accidents cérébraux résultant d'une véritable intoxication glycémique, la digitale peut être prescrite avec avantage, et même encore dans ces cas, en raison de l'asthénie cardiaque, c'est plutôt la caféine qu'il faut choisir de préférence.

Il reste entendu que chez les diabétiques cardiaques, atteints de cette endocardite que nous avons signalée en 1881, la digitale doit être maniée suivant les mêmes règles qui président à son administration dans toute maladie du cœur.

Bien d'autres substances ont encore été employées contre le diabète. Il nous paraît inutile d'insister sur ces faits. On a donné le *copahu* et la *térébenthine* (Schonlein); le *cubèbe* (Baumgmarten); le *baume du Pérou* (Van-Nees); le *camphre* (Hasse, Dzoudi, Richter); on a essayé la *teinture de cantharides* (Morgan, Brisbane, Wrisberg, Schonlein); l'*urée* (Lulk, Rochoux); le *colchique* (Willis, Pulchelt); les acides *nitrique, sulfurique, chlorhydrique, phosphorique* (Fraser, Martin Solon, Griesinger, Thornby); le *tanin* (Jarock), et l'*alun* (Dower, Selles, Dreysig); la *santonine* (Séjournet); le *sulfure de cuivre ammoniacal* (Berndt et Franck); etc., etc.

Qu'on remarque bien que chacune de ces substances hétéroclites compte à son actif des guérisons ou du moins, des améliorations. Ce qui nous paraît prouver au moins une chose, c'est l'inutilité des médicaments dans un grand nombre de cas de diabète.

III. — Médicaments adjuvants.

L'épuisement et la cachexie sont les deux termes auxquels aboutit nécessairement tout diabète abandonné à lui-même. Tant que l'hyperglycogénie ne s'exerce qu'aux dépens des substances ingérées, tant que l'intégrité des fonctions digestives maintient l'équilibre alimentaire, ces deux conséquences ne sont pas à redouter. Mais à la longue, et on peut dire d'emblée dans les formes graves, la tendance à la transformation sucrée porte non seulement sur les aliments, mais aussi sur les éléments mêmes de l'organisme qui, ne réparant plus ses pertes, ne peut plus suffire à cet excès de dépenses. De là une double cause d'épuisement pour le diabétique qui n'assimile plus et dépense, pour ainsi dire, ses revenus et son capital.

C'est à ce moment que l'azoturie par hypernutrition fait place à ce que nous appelons l'azoturie de dénutrition et que celle-ci elle-même disparaît pour faire place à l'hypoazoturie, à une baisse de l'urée au-dessous du taux normal.

L'organisme se trouve profondément atteint par l'excès de désassimilation auquel il est soumis et auquel il ne peut plus suffire; tous ses éléments se détériorent; l'amaigrissement passager et remédiable des premières périodes devient continu en s'aggravant et la cachexie finale est imminente.

Dans le traitement du diabète, il ne faut donc pas seulement se proposer pour but de diminuer l'excès de formation du sucre : il faut encore avoir sans cesse devant les yeux la nécessité de prévenir la déchéance générale qu'entraîne cet excès de formation.

C'est à cette indication, non moins capitale que celle des antidiabétiques complets, que répondent les médicaments que nous appelons médicaments adjuvants, et qui peuvent se répartir en trois groupes principaux : les *amers*, les *ferrugineux* et les *toniques* ou reconstituants.

A. *Les amers.* — Les amers ne trouvent guère leur indication que dans les phases avancées du diabète, au moment où l'inappétence et le dégoût ont remplacé la boulimie du début, ou bien, quand à la suite d'une médication systématique trop longtemps continuée; la fatigue de l'estomac détermine des troubles digestifs plus ou moins prononcés.

La macération de quassia amara, le vin de gentiane ou de colombo, les gouttes amères de Baumé, la noix vomique en teinture, en poudre ou en extrait, sont alors des stimulants gastriques et généraux qu'il est utile d'associer au fer et au quinquina.

Dickinson a recommandé la *strychnine*, non contre le diabète même, puisqu'il reconnaît que la strychnine n'a aucune action sur la glycosurie, mais contre l'état de faiblesse causé par le diabète. On l'emploiera, dit-il, avec avantage, associé à l'huile de foie de morue et au fer, à une période avancée du diabète, pour remonter les forces du malade et combattre la constipation dont il est souvent affecté.

Frerichs, toujours sceptique, déclare que la strychnine ne mérite aucune mention favorable. Comme antidiabétique, nous souscrivons à ce jugement ; mais, comme stimulant stomachique, nous pensons que la strychnine peut être utilisée contre les troubles dyspeptiques si communs dans le diabète arrivé à la période de cachexie, surtout lorsque ces troubles se compliquent de dilatation stomacale.

B. *Les ferrugineux.* — Le fer ne guérit pas le diabète, comme le croyaient les premiers auteurs qui en ont indiqué l'importance chez les glycosuriques, mais, comme médicament adjuvant, il est aussi nécessaire et doit être aussi fréquemment prescrit que l'opium, les alcalins et l'arsenic, dans le traitement du diabète.

Marshal, par l'usage persévérant du perchlorure de fer, dit avoir guéri un diabétique en dix semaines ; Peacock rapporte trois cas de guérison par l'association du fer à l'opium. Griffith et Fraser conseillaient une mixture composée de sulfate de fer, de carbonate de soude et de myrrhe; Smith et Venable préconisaient aussi le sulfate de fer. Howard, Combette, Martin Solon, Burquet, vantèrent le protoiodure de fer et signalèrent la rapide amélioration qui suit l'emploi de ce composé. Bouchardat préfère le fer réduit par l'hydrogène, 10 à 50 centigrammes par jour; il emploie aussi le carbonate de fer aux mêmes doses.

Depuis lors, une foule d'autres préparations ferrugineuses ont été introduites dans la thérapeutique. Nous n'avons à cet égard aucune préférence; toute préparation ferrugineuse nous semble bonne. Celles que nous prescrivons le plus souvent sont les pilules de Vallet, de Blancart, de Rabuteau, les pilules hématiques de Duroy, les solutions de phosphate de fer de Leroy, l'albuminate de fer de Laprade, le tartrate ferrico-potassique. Parfois, nous conseillons le fer à l'état de sous-carbonate, mélangé à la rhubarbe sous forme de poudre, ou associé à la rhubarbe et au quinquina sous forme de pilules.

Nous n'attendons pas que le diabète soit arrivé à la cachexie pour faire prendre du fer à nos malades : nous le donnons à toutes les périodes de la maladie, le faisant alterner avec les préparations alcalines, parfois le donnant concurremment avec les alcalins et l'opium.

Les eaux ferrugineuses aux repas et les cures

annuelles d'eaux ferrugineuses sont encore des procédés d'administration du fer que nous employons habituellement.

Mais l'indication du fer est surtout formelle quand le diabète tend à la chronicité, quand les forces du malade commencent à baisser et que l'examen de l'urine montre une diminution de l'azoturie, en même temps que la quantité de sucre éliminée dans l'urine du jeûne tend à égaler celle de l'urine de la digestion. Dans ces cas, les préparations ferrugineuses associées aux toniques doivent faire la base de la médication.

C. *Les toniques et les reconstituants.* — Le quinquina, le sulfate de quinine, l'huile de foie de morue, sont les trois principaux médicaments de cet ordre à prescrire aux diabétiques.

Le *quinquina* doit être donné comme le fer et dans les mêmes conditions. Nous ne croyons pas que cette substance, pas plus que le fer, possède une action directe sur le processus diabétique, et en cela nous partageons l'opinion de Cantani, de Furbringer et de Barr. Mais, à l'égal du fer, le quinquina stimule l'action nutritive des organes et excite les échanges et les phénomènes de dissociation cellulaire. La fibre musculaire reprend son énergie; ses contractions deviennent plus puissantes et les combustions qui résultent de ces contractions, se trouvent activées. D'où une destruction plus grande du sucre accumulé dans l'organisme, et par là même une diminution de la glycosurie.

Bien que le quinquina ne puisse être regardé comme un antidiabétique vrai, son action tonique aboutit en fait indirectement à des effets analogues, et, tout en combattant l'asthénie et l'épuisement des diabétiques, il diminue en même temps la proportion de sucre dans les urines.

Il peut être prescrit sous forme d'extrait mou, à la dose de 1 à 2 grammes par jour, ordinairement à l'heure des repas, ou bien sous forme de vin, un à deux verres à bordeaux par jour. Parfois, nous ajoutons à chaque verre quelques gouttes de perchlorure de fer, et, bien que ce mélange donne lieu à une préparation insoluble, nous en avons obtenu de bons résultats.

Au même titre que le quinquina, on peut donner le *sulfate de quinine*. Certains auteurs ont voulu faire du sulfate de quinine un véritable antidiabétique. Blumenthal, d'après l'observation d'un seul cas, il est vrai, avance que la quinine, aidée de la diète carnée peut faire disparaître une glycosurie qui résiste à la suppression des féculents, et que son usage continué avec persévérance empêche la réapparition du sucre, malgré le retour à une alimentation mixte. Semmola a soutenu une opinion analogue. Dans ces dernières années, Worms a vanté de nouveau l'usage continu de la quinine. A la dose de 40 centigrammes en deux fois, pendant une vingtaine de jours, il a obtenu une tolérance parfaite, et sans le secours du régime une diminution marquée de la glycosurie.

Par contre, Cantani déclare que le sulfate de quinine n'a aucune action sur la glycosurie persistante de certains diabétiques soumis depuis plusieurs mois à la diète carnée, et que, dans deux cas même il a vu, sous l'influence de ce médicament, le sucre et la polyurie augmenter.

D'après Frerichs, la quinine atténue certains symptômes concomitants, céphalalgie, névralgies, etc. ; mais il n'en a jamais obtenu d'amélioration positive du diabète même.

Nous donnons le sulfate de quinine à la dose de 30 à 50 centigrammes par jour, pendant huit à quinze jours, soit en place du quinquina, soit dans les cas de diabète compliqué de manifestations névralgiques. Nous avons souvent constaté une diminution notable de la glycosurie dans ces conditions ; dans plusieurs cas, la quantité de sucre est tombée de 50 et 60 grammes 0/00, à 30 ou 35 grammes.

Ces résultats nous portent à nous ranger de l'avis de Blumenthal et de Worms, et nous pensons que, même en dehors de toute complication nerveuse et de tout état d'épuisement, il y aurait peut-être avantage à prescrire le sulfate de quinine dans le diabète, en l'associant à l'opium ou aux alcalins.

Nous n'insisterons pas sur *l'huile de foie de morue*,

recommandée par Frank et par Babington. Ses propriétés reconstituantes sont suffisamment connues. En outre, en tant qu'huile, elle permet d'augmenter la ration de graisse des diabétiques et nous avons déjà indiqué l'importance d'un excès de corps gras dans l'alimentation de ces malades.

C'est ici le lieu de discuter la valeur thérapeutique de la *glycérine*, que Schultzen a proposé de substituer aux graisses et de donner aux diabétiques comme aliment d'épargne, sous prétexte que la glycérine ne se transforme pas en sucre et qu'elle peut être utilisée directement comme aliment respiratoire. Si la théorie était vraie, la glycérine serait tout indiquée comme reconstituant chez les diabétiques épuisés qui usent leurs tissus à faire du sucre.

Malheureusement, l'idée théorique de Schultzen est erronée. D'après Kulz, Seegen, Senator, la glycérine se transforme en sucre et fournit autant de matière glycogène que la graisse (Salomon). D'après Cantani, elle augmente même la glycosurie plutôt qu'elle ne la diminue. Ustimowitch et Senator estiment même que la glycérine peut devenir dangereuse à forte dose, en raison de ses propriétés toxiques. C'est aussi la conclusion qui ressort des expériences de Dujardin-Beaumetz et d'Audigé.

Cependant, Jacobs et Holst ont observé la prompte disparition du sucre sous l'influence de la glycérine, à la dose de 25 à 30 grammes par jour, associée, il est vrai, au régime rationnel. Et Harnack, en donnant jusqu'à 200 et 300 grammes par jour, n'a noté aucun effet nuisible ; il est vrai que, d'après ce dernier, la glycosurie n'est nullement modifiée, mais on obtiendrait une amélioration de l'état général.

Pour nous, tout en n'admettant pas la théorie de Schultzen, nous croyons que la glycérine à dose modérée est un utile adjuvant dans le traitement du diabète. Nous la prescrivons souvent à la dose de trois à quatre cuillerées à soupe par jour ; sans compter que son goût sucré permet de l'employer comme succédané du sucre, pour édulcorer le café ou les boissons, il nous a paru qu'elle avait l'avantage d'entretenir la liberté du ventre, d'activer la sécrétion biliaire, en même temps qu'elle diminuait la glycosurie et qu'elle empêchait le dépérissement et l'amaigrissement.

A ce titre, la glycérine nous semble nettement indiquée à la période d'épuisement des diabétiques, et pourvu qu'elle ne dégoûte pas le malade et qu'elle ne provoque pas de troubles diarrhéiques, on peut en alterner l'usage avec celui de l'huile de foie de morue.

On peut encore ranger parmi les reconstituants divers moyens adjuvants qui ont été conseillés avec plus ou moins de raison aux diabétiques, le séjour aux bords de la mer, l'hydrothérapie, les bains ou les douches d'air comprimé, l'électricité.

Nous avons déjà parlé, à propos de l'hygiène physique, de l'utilité des cures climatériques dans les pays chauds, dans les stations d'hiver. Le séjour au bord de la mer, pendant l'été, n'est pas moins favorable aux diabétiques. Nous avons souvent constaté au retour une diminution de la polyurie et de la glycosurie, une augmentation des forces. La vie au bord de la mer a pour effet de stimuler l'organisme et par suite d'activer les combustions. Sous l'influence de l'air salin et même des bains de mer quand l'état du malade le permet, les différentes fonctions de l'économie s'exécutent avec plus d'énergie, les muscles reprennent de leur force et l'activité de leurs contractions augmente. Et en traitant de l'exercice physique, nous avons suffisamment montré que c'est à l'énergie du système musculaire qu'est due la meilleure part de la combustion du sucre, d'où la diminution de la glycosurie.

L'air comprimé, en douches ou en bains, n'a pas d'autre action. Ce serait une illusion de croire que pour brûler le sucre en plus grande quantité il suffit de faire absorber au malade une plus grande quantité d'oxygène. L'oxygène ne commande pas aux dissociations organiques ; il n'est utilisé par l'économie et n'est absorbé qu'en raison même de l'intensité de ce travail de dissociation. Les douches d'air comprimé nous paraissent utiles pour exciter le travail nutritif. Comme Campardon, qui en a préconisé l'usage, nous pensons qu'elles agissent à la manière du massage. C'est en améliorant l'état général qu'elles diminuent consécutivement la polyurie et la glycosurie.

L'hydrothérapie répond aux mêmes indications ; c'est comme reconstituant et stimulant que nous la prescrivons avec les précautions sur lesquelles nous avons déjà insisté,

Quant à *l'électricité*, vantée par Semmola, Lefort, Seidel, nous l'avons souvent employée sous forme de courants continus ou intermittents. Mais pas plus que Kratschmer nous n'en avons jamais obtenu de résultats satisfaisants,

CHAPITRE IV

LES EAUX MINÉRALES DANS LE DIABÈTE

L'importance des eaux minérales dans le traitement du diabète n'est plus à établir : c'est un fait acquis et que l'expérience de chaque jour ne fait que confirmer. L'opinion de tous les médecins qui se sont occupés du diabète est unanime à ce sujet.

Ce sont les eaux alcalines surtout qui justifient cette unanimité ; on doit les regarder comme des antidiabétiques complets dont elles possèdent toutes les propriétés. Mais les eaux chlorurées sodiques et ferrugineuses méritent aussi d'être utilisées ; elles trouvent leur indication aussi fréquente que les alcalines. D'autre part, parmi celles-ci, des distinctions sont à faire, et il n'est pas indifférent de prescrire au hasard les unes ou les autres.

C'est en raison de cette nécessité de bien établir les indications et les contre-indications de ces puissants moyens thérapeutiques que nous avons cru utile de consacrer un chapitre à part à leur étude, bien que logiquement cette étude eût dû faire suite à celle de la médication alcaline.

Nous n'entrerons pas dans une discussion théorique approfondie sur l'action des eaux minérales dans le diabète, renvoyant pour cette discussion à notre *Traité de la goutte*. Nous voulons nous borner au côté pratique de la question.

A ce point de vue, nous divisons les eaux minérales dont on peut utiliser l'action contre le diabète en deux grandes classes :

1º Les eaux alcalines proprement dites ;

2º Les eaux chlorurées et ferrugineuses.

Leurs indications sont absolument distinctes ; les premières agissent à la manière des antidiabétiques complets ; elles ralentissent le mouvement intime de la nutrition et diminuent les dissociations organiques. Les autres agissent, au contraire, à la manière des toniques et des stimulants ; elles excitent et activent la nutrition des tissus et augmentent les dissociations cellulaires.

I. — *Eaux alcalines proprement dites.*

Ce sont les seules dont l'emploi est généralement vanté dans le traitement du diabète. Vichy, Vals et Carlsbad sont les trois noms qu'on retrouve dans tous les livres classiques. Ces trois eaux sont en effet celles dont l'action antidiabétique s'exerce avec le plus de puissance et de certitude. Mais ce sont en même temps celles dont l'emploi inopportun est le plus dangereux.

Dans le même groupe d'eaux alcalines, il en est d'autres, moins puissantes à ·la vérité, dont l'utilité n'est pas moins grande et qu'il faut savoir manier à propos dans les cas où les eaux de Vichy ou de Carlsbad seraient trop actives et pourraient être nuisibles.

Nous subdiviserons donc les eaux alcalines en trois variétés :

1° Les eaux bicarbonatées sodiques fortes de Vichy et de Vals et les sulfatées sodiques et magnésiennes de Carlsbad et de Marienbad ;

2° Les bicarbonatées sodiques faibles de Royat, de la Bourboule, de Neunahr, de Bilin, d'Ems, de Wildungen ;

3° Les bicarbonatées ou sulfatées calcaires de Pougues, de Contrexéville, de Vittel.

A. — *Bicarbonatées et sulfatées sodiques fortes.* — Le type des eaux alcalines antidiabétiques est Vichy, dont les eaux contiennent en moyenne de 3 à 5 grammes de bicarbonate de soude par litre. Lorsqu'on prescrit Vichy avec discernement, lorsque cette prescription est justifiée par l'âge et l'intensité du diabète, la vigueur du sujet, l'état de ses différents organes, les effets de la cure se font sentir avec une rapidité et une sûreté remarquables. On voit dès les premiers jours le sucre diminuer en même temps que l'urine devient alcaline, la fréquence des mictions s'atténuer et se rapprocher du type normal, la polyurie nocturne disparaissant; on constate un arrêt de l'amaigrissement et souvent une augmentation marquée du poids, et enfin la diminution rapide du volume du foie. Cette diminution de la matité hépatique est d'autant plus marquée que l'amélioration est plus tranchée. On peut, pour ainsi dire, dans la généralité des cas, mesurer l'action de la cure thermale au retrait plus ou moins rapide du foie, qui finit par ne plus dépasser le rebord costal, alors qu'avant l'usage des eaux la matité hépatique descendait à trois ou quatre travers de doigt au-dessous.

La glycosurie peut disparaître complètement, et nous avons vu des malades qui urinaient 5 à 6 litres par jour avec 50, 60, 80 grammes de sucre par litre, revenir de Vichy ne présentant plus trace de sucre dans l'urine et débarrassés de leur polyurie.

Cette amélioration n'est, il est vrai, que passagère, et les cas de guérison absolue doivent être tenus pour exceptionnels. Au bout d'un temps variable, on voit reparaître tous les symptômes du diabète, parfois cependant atténués. Mais l'effet de la cure n'en est pas moins utile, en ce sens qu'il devient dès lors plus facile, à l'aide d'un régime mitigé et de quelques moyens pharmaceutiques, de maintenir le diabète dans des limites compatibles avec la santé. De temps à autre, une cure d'eau de Vichy à la maison, une nouvelle cure annuelle soit à Vichy même, soit à des eaux plus faibles, contribuent à assurer l'équilibre pendant de longues années.

L'action des eaux de Vals est semblable à celle des eaux de Vichy; leur constitution est à peu près la même; elles renferment de 3 à 9 grammes de bicarbonate de soude par litre. Il serait difficile de leur trouver des indications différentes. Cantani déclare cependant qu'il les préfère aux eaux de Vichy « tant pour leur action puissante sur les organes digestifs que pour leur action tonique reconstituante générale ». Il ne faudrait pas s'abuser sur cette action tonique et reconstituante. Les eaux de Vals sont reconstituantes au même titre que les eaux de Vichy, tant qu'elles sont données à propos dans certaines formes et à certaines périodes du diabète. Elles reconstituent en ce sens qu'en modifiant d'une manière favorable la nutrition des diabétiques, elles suppriment ou atténuent l'excès de désassimilation qui les épuise. Mais elles ne sont pas toniques au sens ordinaire du mot, à la manière, par exemple, des eaux ferrugineuses, et il faut se garder d'en faire un usage excessif ou de les prescrire chez des diabétiques débilités.

On peut les donner, dans les cures faites à la maison, de préférence à celles de Vichy, comme le faisait Bouchardat, ou alterner l'emploi de ces deux variétés d'eaux alcalines. Bouchardat faisait boire dans la matinée 2 ou 3 demi-verrées d'eau de la source *Précieuse*, le reste du litre étant bu dans la journée, une demi-heure avant chaque repas et le soir en se couchant. Il prescrivait l'eau de la source *Saint-Jean*, qui est la plus faible, pour couper le vin aux repas. Pour les glycosuriques constipés, il recommandait un verre de la source *Magdeleine*, dans lequel on ajoute depuis une cuillerée à café jusqu'à une cuillerée à dessert de crème de tartre soluble.

Les eaux de *Carlsbad* sont des sulfatées sodiques et magnésiennes. Ce sont les sources du Sprudel et de la Muhlbrunner qu'on utilise surtout dans le diabète en boissons et en bains. La quantité d'eau prescrite est à peu près la même qu'à Vichy, 5 à 6 verres par jour de 180 grammes chacun.

L'action n'est pas moins énergique que celle de Vichy. L'eau de Carlsbad, dit Seegen, diminue, même dans les formes les plus graves, les symptômes pénibles tels que la sécheresse de la bouche, la soif et les envies fréquentes d'uriner. La glycosurie baisse rapidement ; dans 50 0/0 des cas, Seegen déclare avoir vu le sucre disparaître complètement de l'urine. L'action des eaux de Carlsbad, dit-il, peut se résumer dans ces mots : *diminution dans la formation du sucre.*

Mais, ajoute-t-il, les résultats de la cure seront d'autant moins favorables que l'état sera plus grave ou, pour mieux dire, que les troubles de la nutrition seront plus avancés. « Quand ces troubles sont portés à un degré extrême, que les malades sont très émaciés, quand l'altération du sang a provoqué l'œdème des membres inférieurs, quand enfin les affections secondaires du diabète, telles que les tubercules, les affections des reins, se sont produites, la maladie progresse toujours sans qu'on puisse l'arrêter, et nous voyons périr la plupart des malades malgré l'emploi des eaux ».

Bien que d'une minéralisation plus riche, les eaux de *Marienbad* ont une action médicatrice plus restreinte que celles de Carlsbad ; ce sont des eaux froides, tandis que la source du Sprudel, par exemple, atteint jusqu'à 73°. Tout en les prescrivant dans les mêmes conditions que Carlsbad, on les choisira donc de préférence quand on voudra obtenir une action moins énergique.

Mais les indications et les contre-indications de ces différentes eaux sodiques fortes sont les mêmes chez les diabétiques ; c'est pourquoi nous les avons réunies dans un même groupe. Doit-on envoyer de préférence certains diabétiques à Carlsbad plutôt qu'à Vichy ? Les eaux de Carlsbad sont réputées surtout souveraines pour remédier à ce que les anciens décrivaient sous le nom de pléthore abdominale. Elles ont une action *élective* sur les engorgements chroniques du foie — *torpeur du foie* des Anglais — qui accompagnent d'ordinaire l'atonie gastro-intestinale associée aux hémorroïdes. Carlsbad convient donc surtout aux diabétiques gros mangeurs, obèses et constipés. Mais il faut dire que Vichy ne réussit pas moins bien dans les mêmes conditions.

B. — *Eaux sodiques faibles.* — Les eaux de Royat, de Saint-Nectaire et de la Bourboule en France, de Neunahr, d'Ems, de Bilin, de Wildungen en Allemagne, sont les bicarbonatées faibles qu'on peut conseiller aux diabétiques.

Les eaux de *Royat* et de *Saint-Nectaire* contiennent du bicarbonate de soude à la dose de 50 centigrammes à 2 grammes par litre ; mais les eaux de Royat renferment en outre de notables proportions de fer, et celles de Saint-Nectaire du chlorure de sodium dans la proportion de 2 grammes 0/00. Ce sont des bicarbonatées mixtes, qui joignent à leur action alcaline des propriétés toniques vraies. Elles trouvent leur indication chez les diabétiques pour lesquels nous redoutons une action relativement trop énergique.

Les eaux de la *Bourboule* sont surtout utiles par l'arsenic qu'elles renferment, 0.008 0/00. Nous avons montré l'action des arsenicaux sur le processus diabétique. Il faut donc envoyer à la Bourboule les diabétiques chez lesquels on veut modérer la puissance glycogénique du foie, sans affaiblir cependant trop fortement les dissociations organiques. La Bourboule est particulièrement indiquée chez les diabétiques un peu anémiés, atteints de bronchite chronique ou menacés de tuberculose pulmonaire.

Les indications d'*Ems* sont les mêmes ; comme les eaux de Saint-Nectaire, celles d'Ems renferment une assez forte proportion de chlorures. *Neunahr* a été surtout vanté par Schmitz ; ses eaux renferment 2 grammes de bicarbonate de soude par litre, comme celles de *Wildungen*, qui contiennent en outre des sels de magnésie et de chaux et se rapprochent jusqu'à un certain point des eaux d'Evian.

Bilin, qu'on désigne en Allemagne sous le nom de Vichy froid, renferme environ 3 grammes de bicarbonate de soude par litre et se prescrit quand on redoute une action thermale trop puissante. Comme les eaux de Vals, elles sont surtout à conseiller dans le traitement à domicile.

C. — *Bicarbonatées et sulfatées calcaires.* — Ces eaux, d'une activité modérée, s'emploient dans les mêmes conditions que les sodiques faibles. Elles ont, bien qu'à un moins haut degré, tous les avantages des eaux alcalines à base de soude sans en avoir les inconvénients. Pougues, Vittel, Contrexéville, Martigny, Capvern, sont les eaux de ce genre que nous prescrivons dans les diabètes légers d'origine goutteuse et chez les diabétiques que fatiguerait une cure de Vichy ou de Carlsbad.

C'est le bicarbonate de chaux à la dose de 1 gramme à 1 gr. 50 qui caractérise l'eau de *Pougues* et d'*Evian* ; c'est le sulfate de chaux qu'on rencontre dans les autres, dans la proportion de 1 gramme environ pour

1000 à *Contrexéville* et à *Capvern*, en proportion plus faible, 0,50 à 1 gramme, à *Vittel* et à *Martigny*.

En Angleterre, les eaux de *Buxton* sont l'analogue d'Evian, et les eaux de *Bath* l'analogue de Contrexéville.

Telles sont les principales eaux alcalines dont l'administration, judicieusement conseillée, donne les meilleurs résultats dans le traitement du diabète.

Sur quels caractères et quels symptômes de la maladie doit-on se baser pour faire un choix entre ces diverses stations? Bien qu'on doive tenir un compte sérieux de l'intensité de la glycosurie, ce n'est certainement pas le phénomène qui prime la situation et qui puisse fournir au médecin sa principale indication. Il est des cas de diabète caractérisés par une perte énorme de sucre qui se trouveraient fort mal d'un traitement par les eaux sodiques fortes, de Vichy, de Vals ou de Carlsbad. Il en est d'autres, au contraire, où la glycosurie est médiocre et pour lesquels ces eaux se trouvent absolument indiquées.

Le phénomène qui, à notre avis, doit servir de véritable critérium dans le choix d'une eau minérale, c'est *l'azoturie*.

A ce point de vue, nous diviserons les diabétiques en trois catégories :

Dans la première, l'excrétion de l'urée est au-dessus de la normale, mais l'amaigrissement est peu prononcé, les forces générales sont relativement conservées. Cette azoturie s'observe dans les phases du début de tout diabète; elle s'observe encore pendant de longues années chez les diabétiques goutteux. Elle nous paraît donc être la conséquence naturelle de l'absorption intestinale exagérée que provoque l'hyperglycogénie hépatique. Elle mesure en quelque sorte l'intensité du travail de désassimilation qui se produit dans les tissus des diabétiques, mais aux dépens des matières albuminoïdes provenant de l'extérieur et introduites par l'alimentation. Cette formation et cette excrétion exagérées de l'urée sont pour nous l'indice d'une grande vitalité de l'organisme. C'est à cette azoturie que nous donnons le nom d'*azoturie par hypernutrition*.

Dans la deuxième catégorie de faits, l'excrétion de l'urée est encore augmentée, parfois dans des proportions énormes, mais l'amaigrissement et l'épuisement des sujets sont très prononcés et proportionnés en quelque sorte à l'azoturie. Si l'alimentation fournit encore pour une part à cette désassimilation exagérée, quand la boulimie est extrême, elle n'intervient pour rien chez d'autres sujets où les fonctions digestives sont plus ou moins profondément troublées, et dans les deux cas, ce sont les éléments mêmes de l'organisme qui, pour la plus grande partie, contribuent aux frais de cette formation excessive d'urée. Les transformations glycogéniques qui s'opèrent dans le foie ne se font plus seulement aux dépens des matières hydrocarbonées, mais aussi aux dépens des albuminoïdes et en particulier des albuminoïdes empruntés aux tissus mêmes du diabétique. L'azoturie est consomptive; c'est ce que nous appelons l'*azoturie par dénutrition*. Cette azoturie caractérise essentiellement les formes graves et aiguës du diabète; elle se voit aussi dans les diabètes à marche chronique, à une période un peu avancée, quand la maladie s'aggrave par manque d'observation ou par suite d'un traitement mal dirigé.

Enfin, dans une troisième catégorie, l'excrétion de l'urée baisse; elle est inférieure à la normale; il y a *hypoazoturie* par suite de la déchéance générale de la nutrition épuisée par un excès de fonctionnement. Cette hypoazoturie appartient aux phases avancées du diabète, à la période de cachexie ultime, aux diabètes compliqués de tuberculose ou d'albuminurie brightique.

L'azoturie par hypernutrition et l'azoturie de dénutrition n'ont, on le comprend facilement, ni la même valeur pronostique, ni les mêmes indications thérapeutiques. On reconnaîtra la première à ces caractères que l'excrétion de l'urée est surtout marquée dans l'urine du jour, qu'on peut la faire baisser d'une manière notable en restreignant la ration azotée du malade, que les forces et l'embonpoint du diabétique sont relativement peu modifiés.

Dans ces conditions, quand le malade rend de fortes

proportions d'urée, 40, 50 grammes par litre, quel que soit, du reste le chiffre du sucre contenu dans l'urine, on ne doit pas hésiter à prescrire les eaux alcalines fortes. Les cas de cette sorte sont l'indication triomphante de Vichy et de Carlsbad.

Si donc on se trouve en présence d'un diabète caractérisé par des pertes considérables de sucre et d'urée, les différents organes étant intacts, c'est l'une ou l'autre de ces stations qu'il faut prescrire; on agira de même si la glycosurie est légère, mais associée à une azoturie excessive.

Si, au contraire, l'azoturie par hypernutrition est peu marquée, si l'excrétion de l'urée est normale ou à peine au-dessus de la normale, quelle que soit l'intensité de la glycosurie, nous ne conseillons ni Vichy, ni Carlsbad; c'est aux eaux sodiques faibles ou aux eaux bicarbonatées et sulfatées calcaires qu'il faut avoir recours. Royat, Ems, Pougues, Contrexéville, suffisent dans ces cas pour diminuer la glycosurie sans porter une atteinte trop profonde au travail de désassimilation organique déjà suffisamment ralenti. En prescrivant les eaux sodiques fortes, qui ont une action si puissante sur l'activité de la nutrition, on risquerait de dépasser la mesure et d'exposer le malade aux complications et aux dangers d'une cure trop intensive.

Les dangers ne sont pas moindres quand l'excès d'urée est dû à une dénutrition exagérée. Ici, il faut établir une subdivision. Tantôt, l'azoturie consomptive est considérable, atteignant ou dépassant les chiffres de l'azoturie par hypernutrition; ces cas sont rares et appartiennent à ces diabètes à marche suraiguë, où la glycosurie s'élève aux chiffres formidables de 600 à 1,000 grammes de sucre par jour, avec un amaigrissement et un épuisement extrêmement rapides. Ces cas sont d'ordinaire au-dessus de toute thérapeutique, et toute eau thermale, quelle qu'elle soit, nous paraît formellement contre-indiquée. C'est par un traitement rigoureux, hygiénique et pharmaceutique qu'on doit essayer d'abord de les modifier, s'ils peuvent être modifiés.

Tantôt, et ce sont les cas qui nous semblent seuls justiciables du traitement hydro-minéral, l'azoturie ne dépasse pas les chiffres de l'azoturie par hypernutrition et lui est même, en général, inférieure. Elle se distingue de celle-ci, comme nous l'avons dit, par le mauvais état général du sujet, par son émaciation marquée, et par ce fait que l'excrétion de l'urée est aussi ou plus prononcée dans l'urine de la nuit que dans celle du jour, et cela malgré une alimentation moyenne.

L'indication, dès lors, est la même que dans les cas où l'azoturie par hypernutrition est faible. Les eaux sodiques fortes sont à proscrire absolument. On peut conseiller les sodiques faibles de Royat ou d'Ems. Mais ce sont les eaux faiblement calcaires de Pougues, et surtout celles de Vittel, d'Évian, de Capvern, que nous prescrivons le plus habituellement. En agissant sur le foie et sur les fonctions digestives, elles n'ont pas sur la nutrition générale l'influence nuisible qu'exercent Vichy et Carlsbad sur les organismes débilités.

Quant aux diabétiques chez lesquels l'urée est tombée au-dessous de la normale, il ne saurait y avoir d'hésitation. Les eaux alcalines, fortes ou faibles, leur sont toujours et radicalement interdites.

Il ne saurait être question ici ni de Vichy, ni de Carlsbad. C'est dans ces cas qu'une eau de ce genre peut amener les accidents les plus graves. Nous avons noté dans notre livre *Sur le diabète chez la femme* l'observation d'une malade dont l'histoire peut servir d'exemple. Cette femme, âgée de quarante ans, était atteinte d'un diabète ancien, peu intense. La glycosurie n'avait jamais dépassé 30 grammes par litre avec une moyenne de 2,500 à 3,000 cent. cubes par vingt-quatre heures. Sous l'influence d'un régime peu sévère et du traitement, le sucre était tombé à 19 grammes par litre. La malade voulut néanmoins faire une cure à Vichy. Mais, au bout de quelques jours, la glycosurie remontait à 35 et 40 grammes par litre. La faiblesse s'accentua. Elle se hâta de quitter Vichy, et c'est alors que nous eûmes l'occasion de la voir. Elle était dans un état de dépression extrême, la respiration gênée, exhalant une forte odeur d'acétone. L'urine donnait par le perchlorure de fer une réaction rouge intense ; la quantité d'urée était fort au-dessous de la normale. La dyspnée s'aggrava et la malade succomba dans le coma.

Sans avoir des conséquences aussi fatales, une cure inopportune de Vichy ou de Carlsbad favorise, en tout cas, ou aggrave l'anémie et le défaut de résistance de l'organisme. Ce que Trousseau appelait l'anémie alcaline n'est pas à redouter dans les phases actives initiales du diabète, quand le sujet est encore vigoureux et possède une nutrition exagérée. A ce moment, l'action restrictive qu'exercent les alcalins sur l'activité dissociatrice des cellules est, au contraire, à rechercher, et, à condition de ne pas pousser trop loin l'usage des eaux sodiques fortes, le diabétique ne peut en retirer que des avantages. Mais il n'en est plus de même à une époque avancée de la maladie ; à cette période, la force dissociatrice des cellules est épuisée par l'excès du fonctionnement même et par les pertes subies par l'organisme. Le bilan de la nutrition générale est en déficit, comme le montre la diminution plus ou moins marquée du chiffre de l'urée. Dans ces conditions, l'action restrictive des alcalins sur les processus intimes de la nutrition devient dangereuse, car elle ne peut qu'augmenter l'atonie des cellules organiques. De là, l'apparition ou l'aggravation de l'anémie, la tendance à la tuberculose, le développement possible de l'intoxication acétonémique.

Donc, si les eaux bicarbonatées ou sulfatées sodiques fortes doivent être prescrites aux diabétiques dont l'azoturie par hypernutrition est prononcée, elles doivent être interdites à ceux dont l'azoturie est faible, cette diminution dans la formation de l'urée étant déjà l'indice d'un affaiblissement des forces nutritives. Or, l'azoturie n'existe guère avec une certaine intensité qu'au début du diabète et chez les sujets encore jeunes. On peut donc poser en règle que le diabète de date récente, se montrant dans la force de l'âge, est le seul qui relève des eaux sodiques fortes. Quand le diabète est de date déjà ancienne, quand il apparaît chez des sujets déjà avancés en âge, il ne doit être traité que par les sodiques faibles ou par les bicarbonatées ou sulfatées calcaires.

Cette distinction capitale-établie, il reste à préciser les indications spéciales de chaque station en particulier. Nous avons déjà dit que Carlsbad convient surtout aux diabétiques avec pléthore abdominale, c'est-à-dire aux gros diabétiques atteints de troubles dyspeptiques, liés à une atonie gastro-intestinale. Vichy et Vals sont, au contraire, préférables si ces troubles font défaut. Cette indication n'a rien d'absolu, et les diabétiques obèses et dyspeptiques se trouvent souvent aussi bien de Vichy que de Carlsbad. Quand les eaux sodiques fortes sont indiquées, Vichy convient, en somme, dans tous les cas; il n'y a lieu d'essayer Carlsbad que dans les cas où une ou deux cures faites à Vichy n'auraient pas donné de résultats satisfaisants.

Pour les diabétiques justiciables des sodiques faibles ou des eaux calcaires, on conseillera la Bourboule et Ems, lorsqu'il existe des symptômes bronchiques, qu'on redoute ou non la possibilité d'une tuberculose commençante ; Royat, Vittel, Contrexéville, Capvern, quand le diabète est de nature goutteuse ; Pougues, lorsque le malade se plaint de troubles digestifs ; Évian, Saint-Nectaire, lorsque la glycosurie est compliquée d'un certain degré d'albuminurie.

Enfin, fortes ou faibles, sodiques ou calcaires, les eaux alcalines sont formellement contre-indiquées dans tous les cas où il existe une anémie manifeste, où l'épuisement et l'amaigrissement sont très marqués, où la glycosurie est compliquée d'une lésion organique sérieuse, thoracique, cardiaque, rénale, etc. S'abstenir dans ces conditions de prescrire une eau thermale, quelle que soit l'intensité de la glycosurie, c'est encore, d'ailleurs, observer la règle que nous avons fixée ; car, dans tous ces cas, l'azoturie n'existe pas ou est à peine prononcée.

Donc, il faut interdire les eaux thermales :

1º A tout diabétique chez lequel l'excrétion de l'urée est au-dessous de la normale, c'est-à-dire n'atteint pas 25 à 30 grammes par jour ;

2º Aux diabétiques émaciés, cachectiques, à teint pâle et anémique, à chairs molles et flasques ;

3º Aux diabétiques tuberculeux ;

4º Aux diabétiques cardiaques, avec tendance à l'œdème des jambes et à l'asthénie du myocarde ;

5º Aux diabétiques brightiques ;

6º Aux diabétiques diacéturiques, dont l'urine donne la réaction rouge au perchlorure de fer, en même temps que leur haleine exhale l'odeur d'acétone.

Chez tous ces malades, une cure alcaline ne peut que précipiter le diabète vers une terminaison fatale.

II. — EAUX CHLORURÉES ET FERRUGINEUSES

Si la cure alcaline est interdite aux périodes avancées du diabète ou dans le diabète compliqué, le traitement hydro-minéral peut encore, même dans ces cas, rendre de signalés services, et, tout en n'agissant pas directement sur la glycosurie, en modifier cependant heureusement les caractères, en agissant sur l'état général. Ce sont les eaux chlorurées et ferrugineuses qu'il faut savoir utiliser dans ce but.

Parmi les chlorurées, nous citerons les eaux de Hombourg, de Kissingen, de Wiesbaden, de Kreuznach, d'Uriage, de Bourbonne. Parmi les ferrugineuses, celles de Forges, Spa, Saint-Moritz, Schwalbach, Franzensbad.

Toutes ces eaux sont reconstituantes et agissent à la manière des toniques et des stimulants ; elles activent le processus nutritif que restreignent les eaux alcalines.

Pour les eaux ferrugineuses, il n'est pas besoin de démonstration. Mais pour les chlorures, les recherches de Boussingault, de Barral, de Voit, de Delin, prouvent que ces sels agissent en sens inverse des bicarbonates et des sulfates alcalins, qu'ils excitent le travail intérieur des cellules organiques et que sous leur influence il y a augmentation du poids du corps et augmentation de l'excrétion de l'urée.

Neubauer et Roth ont fait les mêmes constatations avec l'eau de Wiesbaden ; Dietz avec l'eau de Hombourg ; Beneke avec l'eau de Nauheim.

Autant ces eaux sont donc inutiles et même dangereuses aux périodes initiales du diabète, quand l'azoturie par hypernutrition est très marquée, autant leur indication devient pressante quand le diabétique épuisé et arrivé à la déchéance organique ne fournit même plus la quantité d'urée normale.

Sous l'influence d'une eau ferrugineuse ou chlorurée, on voit souvent, en même temps que les forces augmentent, la glycosurie diminuer. C'est d'ordinaire l'appétit qui se relève d'abord ; de là une nutrition plus satisfaisante et une tendance à l'augmentation de l'urée. Bientôt le système musculaire participe au bénéfice de cette amélioration ; la sensation de fatigue et de courbature au moindre exercice, si pénible et si prononcée chez les diabétiques cachectiques, s'atténue ; la contraction musculaire devient plus active, et c'est à ce retour de l'action musculaire qu'est due, en grande partie, la diminution de la glycosurie. Les muscles constituent, ainsi que nous l'avons dit, un des agents les plus puissants de la combustion du sucre. Lorsque la cachexie s'établit, la fibre musculaire appauvrie n'existe pour ainsi dire plus; son fonctionnement chimique est à peu près nul. Qu'elle reprenne de son énergie sous l'influence de la cure thermale et l'on verra son action sur la destruction du sucre reparaître et se traduire par une diminution de la glycosurie.

Nous conseillons surtout les eaux ferrugineuses, Forges, Spa, Saint-Moritz, quand l'état cachectique existe seul, dégagé de toute complication, et est le résultat direct d'un diabète prolongé. Nous faisons même volontiers, à une période moins avancée, suivre une cure d'eau sodique faible ou d'eau calcaire par une cure ferrugineuse.

Lorsqu'à l'état cachectique se trouvent associés des troubles dyspeptiques, de l'atonie gastro-intestinale avec inappétence et constipation, nous prescrivons plutôt Kissingen et surtout Hombourg, qui possède des sources chlorurées légèrement ferrugineuses.

Chez les diabétiques neurasthéniques, Gastein, Royat, Néris, nous ont donné de bons résultats.

Dans certains cas d'épuisement diabétique avec appréhension de tuberculose pulmonaire, nous avons conseillé avec succès les eaux chlorurées de Baden, de Bourbonne-les-Bains. Si la tuberculose est bien établie, la Bourboule et le Mont-Dore restent les meilleures eaux à recommander.

Dans des conditions analogues, nous avons cependant aussi recours aux eaux sulfureuses des Pyrénées, Eaux-Bonnes, Cauterets.

Chez les enfants, dont le diabète revêt si rapidement des allures graves avec épuisement rapide, les seules cures thermales qui nous paraissent utiles sont les cures chlorurées. Il est bien rare que les eaux alcalines même faibles soient indiquées. Nous conseillons parfois Salies-de-Béarn, mais plutôt Uriage ou Kreutznach, qui sont bien moins énergiques.

CHAPITRE V

TRAITEMENT INDIVIDUEL DES DIABÉTIQUES

Dans l'immense majorité des cas, le diabète est une maladie à évolution prolongée, d'une gravité immédiate médiocre, du moment que son existence est reconnue, et compatible en somme avec les apparences de la santé, sous la condition d'être méthodiquement surveillée. Nous connaissons des diabétiques qui ont du sucre dans les urines depuis quarante ans et qui ne se portent pas plus mal que le commun des mortels.

C'est dire que la direction générale à donner au traitement du diabète est peut-être plus importante que le traitement même de la glycosurie, et qu'il ne saurait être question d'imposer au diabétique l'usage continu des divers médicaments que nous venons de passer en revue.

A. — INDICATIONS GÉNÉRALES

Dans quelles conditions convient-il d'intervenir énergiquement et de se montrer aussi sévère dans les prescriptions du régime qu'actif dans l'emploi des moyens pharmaceutiques? Dans quelles autres doit-on se relâcher de cette sévérité et doit-on se borner à une surveillance plus ou moins rigoureuse ? Ce sont là des points non moins utiles à préciser que l'action de telle ou telle substance sur l'intensité de la glycosurie.

D'autre part, le diabète n'est pas le même à toutes les périodes de son évolution, nous l'avons déjà indiqué chemin faisant. Comme toute maladie chronique, il passe par des phases successives et le traitement qui convient à une de ces phases est absolument contre-indiqué à une autre. Si l'on peut s'étonner de voir tant de médicaments donner les résultats les plus merveilleux entre les mains de certains médecins et échouer misérablement quand on les met à l'épreuve, c'est qu'on ne tient pas compte du moment, de la période du mal où ils sont administrés.

De même, il y a des formes de diabète où tout médicament réussit presque à coup sûr, il y en a d'autres où toute thérapeutique échoue non moins sûrement.

Enfin, il n'est pas indifférent de devenir diabétique à dix ans, à quarante ans ou à soixante. Il n'y a aucune comparaison à établir au point de vue de la gravité entre le diabète des enfants et le diabète de l'âge mûr ou de la vieillesse. On peut dire en règle générale que le diabète est d'autant plus difficile à modifier et d'autant plus grave qu'on est moins avancé en âge.

Toutes ces considérations doivent entrer en ligne de compte dans le traitement du diabète. Il y a d'autres conditions individuelles qui ne sont pas moins importantes à constater, abstraction faite de l'âge du sujet, de la forme ou de la période de la maladie.

Ces conditions sont favorables ou défavorables.

La première, la plus importante peut-être des conditions favorables, est l'intelligence du sujet et sa persévérance. Il faut qu'un diabétique soit convaincu que le succès du traitement dépend au moins autant de lui que de son médecin, et en deuxième lieu qu'une surveillance continue des variations de sa glycosurie est sa seule chance d'éviter une aggravation inattendue de la maladie, qui, négligée, ne tarderait pas à échapper à l'action modératrice du régime ou du traitement. Si le diabétique a pris l'habitude de faire doser ou de doser lui-même méthodiquement son sucre, — et il existe des procédés très simples de faire ce dosage, à l'aide de la liqueur titrée de Fehling, par exemple, — si, chaque fois que la glycosurie tend à s'exagérer, il s'empresse de consulter son médecin ou de revenir au traitement prescrit en pareil cas, il arrive en somme à faire, si l'on peut ainsi dire, « bon ménage avec son ennemi », et à retarder indéfiniment l'apparition de toute complication.

La condition sociale n'est pas moins importante, et il n'est pas besoin d'insister sur ce point; un sujet dans l'aisance peut certainement surveiller plus facilement sa santé qu'un malheureux obligé de s'occuper surtout de gagner sa vie, et l'on comprend qu'il a plus de commodités pour supporter un régime alimentaire que sa fortune lui permet de varier qu'un ouvrier dont ce pain qu'on lui interdit représente en fait le principal aliment.

L'embonpoint est encore une condition favorable; non pas, comme nous l'avons dit, qu'il existe un diabète gras et un diabète maigre, mais parce que les diabétiques gras résistent mieux que les maigres aux conséquences dénutritives de la glycosurie et que la réserve de substances respiratoires et de combustible qu'ils possèdent leur permet de supporter plus longtemps sans faiblir le travail exagéré de désassimilation qui se produit dans l'intimité de leurs tissus.

Enfin, plus le diabète est récent, plus il est facile d'agir sur la glycosurie et de faire même disparaître complètement le sucre de l'urine. Et c'est pourquoi encore le diabète des gens aisés se montre bien plus sensible à l'action du traitement que celui des gens pauvres. Les diabétiques riches n'attendent pas pour consulter que leurs forces épuisées leur indiquent une affection grave, comme les malades que nous voyons dans les hôpitaux. D'autre part, l'habitude de plus en plus généralisée d'examiner et de faire analyser les urines, au même titre qu'on ausculte les poumons et le cœur, permet de saisir le diabète dès sa première apparition et de ne pas le laisser progresser d'une manière latente, même chez les sujets peu attentifs et peu soucieux de leur santé. Et c'est pour cela qu'il y a une si grande différence entre les diabétiques de la clientèle privée et les diabétiques des hôpitaux, qui ne se décident à consulter le médecin que lorsqu'ils ne peuvent plus faire autrement et que la maladie, installée depuis longtemps, les a réduits à l'épuisement et à la consomption. Et c'est pour cela aussi qu'il est impossible d'admettre les conceptions et les divisions théoriques des auteurs qui basent leur classification des diabètes à peu près uniquement sur les faits qu'ils ont observés dans les hôpitaux.

Les conditions défavorables au traitement sont précisément les conditions inverses de celles que nous venons de dire : la négligence, la misère, la maigreur, l'ancienneté du diabète. Elles s'enchaînent malheureusement et s'expliquent l'une par l'autre, et appartiennent surtout aux diabétiques de la classe pauvre. Mais cette négligence, forcée, pour ainsi dire, chez les gens pauvres, aboutit aux mêmes conséquences, par manque de volonté, chez les diabétiques riches.

En laissant le diabète s'installer à demeure et s'aggraver sans opposition, elle restreint l'efficacité du traitement quand on se décide à y avoir recours, et d'autre part, en favorisant l'amaigrissement et la débilitation du sujet, elle le livre sans résistance aux nombreuses complications qui guettent le diabétique et qui constituent, une fois établies, les conditions les plus défavorables à toute thérapeutique, en obligeant le médecin à des ménagements de toutes sortes dans la prescription du régime aussi bien que dans l'emploi des médicaments.

Ces indications générales données, le premier fait à vérifier, quand on se trouve en présence d'un diabétique, c'est le degré de résistance qu'il présente à l'action thérapeutique.

L'interrogatoire et l'aspect du sujet, l'analyse immédiate des urines, permettent déjà de se faire des présomptions. Si l'on a affaire à un homme ayant passé la quarantaine, ou à une femme aux approches de la ménopause, si le diabétique est de famille goutteuse ou a présenté déjà, soit des attaques de goutte articulaire, soit des accès de coliques néphrétiques, s'il s'agit d'un sujet dont l'embonpoint est encore relativement conservé, si les urines, avec une polyurie modérée, contiennent une grande quantité d'urée et d'acide urique coïncidant avec une glycosurie qui ne dépasse pas cent grammes par vingt-quatre heures, on peut déjà prévoir que le diabète appartient à la catégorie de ces diabètes que nous appelons *maniables*, et qu'il sera dès lors possible d'en atténuer, sans trop de peine, la gravité.

Si, au contraire, le sujet, homme ou femme, n'a pas encore atteint trente-cinq ans, si son amaigrissement est déjà très prononcé, s'il ne présente aucun antécédent goutteux, personnel ou héréditaire, si l'analyse des urines donne, avec une azoturie marquée, une glycosurie considérable, atteignant 200 à 300 grammes de sucre par jour, il faut craindre une forme grave, exigeant, en tout cas, un traitement long et persévérant.

S'il s'agit d'un enfant, cette crainte est encore plus légitime, et l'on ne doit pas espérer modifier facilement la marche ou l'intensité de la maladie.

Enfin, si le diabète appartient à ces formes très graves, dans lesquelles la glycosurie dépasse 500 et 600 grammes, avec une consomption rapide, malgré une polyphagie extrème, on peut *a priori* être convaincu que l'épreuve préparatoire est à peu près inutile, et qu'elle ne pourra que confirmer ce qu'on doit tout de suite prévoir, à savoir que toutes les ressources de l'hygiène et de la thérapeutique seront nécessaires pour modifier, si elles les modifient, la glycosurie et ses conséquences.

Quelle que soit donc l'opinion qu'on s'est faite de prime abord, on doit soumettre le diabétique à un traitement d'épreuve pour apprécier sainement et sûrement son aptitude thérapeutique.

Le degré de la polyurie, de la glycosurie et de l'azoturie étant noté, les qualités des urines du jour et de la nuit, prises séparément, étant connues, nous prescrivons, d'une part, le régime alimentaire le plus sévère, — suppression presque complète des féculents et du sucre, le pain étant remplacé par le pain de gluten, et comme le meilleur pain de gluten renferme encore, au moins, 25 à 30 0|0 de farine ordinaire, nous avons soin de mesurer au malade la quantité quotidienne à laquelle il doit se limiter, — de l'autre, l'association des deux médicaments qui nous semblent les plus puissants sur la glycosurie, les opiacés et les alcalins.

Nous obtenons ainsi d'emblée une action maxima qui va nous permettre, en huit ou quinze jours, de nous prononcer sur l'intensité du diabète.

Les effets de ce traitement peuvent être :

1º La disparition complète ou à peu près complète de la glycosurie, le sucre ne se trouvant plus dans l'urine qu'à l'état de traces et d'une manière intermittente ;

2º La disparition complète du sucre dans l'urine du jour, la glycosurie persistant encore en proportion notable dans l'urine de la nuit ;

3º La diminution marquée de la glycosurie, mais sans que le sucre disparaisse jamais complètement, soit dans l'urine du jour, soit dans l'urine de la nuit ;

4º Aucune modification notable des caractères de l'urine.

Plus rapide est la disparition de la glycosurie, plus vite les urines reviennent complètement à l'état normal, plus le pronostic est favorable. Parfois, il suffit de deux à trois jours de suppression absolue des féculents et des sucres pour obtenir ce résultat. Ces cas représentent les formes les plus bénignes du diabète. On peut ranger dans ces formes simples et légères les cas où la glycosurie ne persiste plus au bout de huit à quinze jours qu'à l'état de traces intermittentes et surtout dans l'urine du jour.

La persistance de la glycosurie à un taux encore élevé, au bout d'une quinzaine d'un régime sévère et du traitement par les alcalins et les opiacés, sans qu'il soit possible de dépasser une certaine limite, indique des formes plus graves, dont le maniement thérapeutique réclame plus de soins et de sévérité.

Enfin, l'absence de modifications de l'urine, sans faire conclure à l'impuissance de tout traitement, commande une grande réserve dans l'appréciation de l'issue de la maladie; le malade doit faire appel à toute sa persévérance et le médecin à toutes les ressources de son art.

Nous avons ainsi, cette première épreuve faite, une sorte d'échelle de l'intensité du diabète, d'après laquelle on doit se guider pour varier, suivant les cas, le régime et le traitement à prescrire.

B. — FORMES SIMPLES ET LÉGÈRES

La très grande majorité des diabétiques de la ville appartient à cette catégorie. La rapidité de la disparition du sucre sous l'influence du *traitement d'épreuve* indique, non seulement la bénignité de l'affection, mais encore son peu d'ancienneté. On peut donc dire qu'on a encore pendant longtemps, dans la reprise de ce traitement sous une forme aussi sévère, un moyen assuré de tenir en bride la glycosurie et de dominer ses exacerbations.

Il nous paraît, par suite, inutile d'en prolonger indéfiniment l'emploi, sous prétexte de maintenir la disparition de la glycosurie. L'absence de glycosurie est sans doute le signe de la guérison, mais il faut, pour cela, que cette absence de sucre persiste, même après le retour au régime ordinaire. Si on ne peut l'obtenir complète qu'en continuant une alimentation trop exclusive et l'emploi de médicaments très actifs, on risque de fatiguer l'estomac du malade ou d'épuiser ses forces. Mieux vaut, en adoucissant le régime, laisser reparaître un certain degré de glycosurie, qu'on est toujours maître de réfréner par un traitement plus actif, chaque fois que, sous l'influence de quelque cause occasionnelle, une exacerbation tend à se produire.

Dès que nous avons donc constaté, au bout d'une quinzaine de jours, l'effet du traitement d'épreuve, les urines étant revenues complètement à l'état normal, ou la glycosurie persistant seulement à l'état de traces intermittentes, nous supprimons d'abord les alcalins et l'opium, nous contentant de prescrire une eau faiblement alcaline aux repas, Pougues, Contrexéville, Vittel; puis nous modifions peu à peu la sévérité du régime en remplaçant le pain de gluten par le pain ordinaire, 50 ou 60 grammes de croûte à chaque repas, et en augmentant cette quantité de pain suivant les résultats fournis par l'examen des urines, qui doivent être surveillées de près et analysées régulièrement tous les quinze jours au moins.

A condition d'avoir affaire à un malade intelligent et attentif, on peut ainsi permettre le retour à un régime presque ordinaire, les aliments trop exclusivement féculents, comme les pâtes, les nouilles, le macaroni, ou trop sucrés, demeurant toujours absolument interdits. Mais nous autorisons les pommes de terre en petite quantité, nous ne défendons pas un morceau de sucre dans le café; nous permettons certains fruits, pommes, poires, pêches.

Comme hygiène physique, nous conseillons un exercice modéré, les frictions sèches, des bains alcalins.

Ces moyens suffisent pour maintenir la glycosurie à l'état de traces sans influence sur la santé générale.

Au moment de la belle saison, on prescrira une cure de quelques semaines à des eaux faiblement alcalines, en suivant les indications formulées dans le chapitre précédent, Pougues, Royat, Saint-Nectaire, Vittel, Evian, suivant les cas. Si le sujet est un peu anémié, un traitement reconstituant à Spa, à Forges, à Saint-Moritz, sera préférable.

On doit être toujours prêt, dès que la polyurie s'accuse et que le sucre remonte à 50, 60 grammes par litre, à recourir à un régime plus sévère, à diminuer la quantité de pain et de féculents permise, et même, si c'est nécessaire, à reprendre l'usage des alcalins ou d'une petite dose d'extrait thébaïque.

C. — FORMES SIMPLES ET GRAVES

Nous rangeons sous ce titre les cas où d'emblée, ou le plus souvent progressivement, la glycosurie atteint les proportions de 200 à 300 grammes, avec une polyurie et une azoturie correspondantes, où l'amaigrissement est très prononcé, où le traitement d'épreuve ne donne que des résultats incomplets au bout d'une quinzaine de jours, la quantité de sucre diminuant sans dépasser un certain taux, autour duquel elle oscille sans modifications ultérieures, mais avec une tendance incessante à remonter de nouveau à un chiffre élevé.

Le diabète peut être récent dans ces cas, mais d'ordinaire, il remonte déjà à une époque plus ou moins éloignée, par négligence ou par suite d'un traitement incomplet. Plus il est récent, plus, ici encore, il subit d'une manière efficace et marquée l'action du traitement d'épreuve, plus il est facile à modifier et à améliorer. Il ne faut pas hésiter, dans ces cas, à continuer le régime avec la même sévérité et à forcer la dose des alcalins et des opiacés.

Car il importe avant tout de tâcher de vaincre la résistance opposée par la glycosurie et de ramener ces diabétiques, pendant qu'il en est encore temps, aux conditions des formes simples et légères. On y parvient souvent avec de la persévérance, chez les malades obéissants, par un maniement habile des antidiabétiques complets, en combinant ou en alternant l'emploi des alcalins, des arsenicaux et des opiacés, et en maintenant dans toute sa rigueur le régime antiglycosurique. Ce qu'on peut faire avec d'autant moins d'inconvénient que ces diabétiques, étant à une période encore récente de leur mal, ont une nutrition suffisamment active pour supporter sans danger la privation des féculents et la substitution des graisses aux matières amylacées. Même encore dans ces cas cependant, pour les raisons que nous avons déduites dans l'étude du régime alimentaire, nous ne condamnons pas les malades à l'usage exclusif du pain de gluten. Par crainte des troubles dyspeptiques, nous préférons autoriser une quantité quotidienne de 100 à 125 grammes de pain ordinaire en croûte.

Quand les formes graves, bien que non compliquées, sont de date plus ancienne, il faut renoncer à l'espoir de faire baisser le sucre au-dessous d'un chiffre minimum, mais il faut au moins se proposer comme but de maintenir le diabète aux environs de ce taux minimum, et lutter avec obstination contre la tendance que la glycosurie présente à des exacerbations continuelles.

Le diabétique doit être averti de ces deux faits : 1º que le traitement ne fera pas disparaître complètement le sucre de l'urine et qu'on ne doit même pas chercher à obtenir ce résultat ; 2º que ce traitement doit être continué d'une manière indéfinie et que tout relâchement dans l'observance des prescriptions sera rapidement suivi d'une aggravation du mal.

Mais cette nécessité d'un traitement indéfini doit en même temps diriger la conduite du médecin dans la prescription du régime et des moyens thérapeutiques. Un régime alimentaire qui ne doit être suivi que pendant quelques jours peut être aussi sévère qu'on voudra, mais un régime auquel on doit s'adapter pour un temps illimité, pour la vie en quelque sorte, doit pouvoir être toléré sans répugnance, sans troubles dyspeptiques, sans danger d'inanition ou d'épuisement. Certaines défenses doivent être faites une fois pour toutes : les diabétiques qui appartiennent aux formes graves doivent renoncer pour toujours à l'usage des aliments sucrés ou exclusivement féculents. Mais, pour le reste, pour le pain, pour les pommes de terre, pour certains légumes, il faut procéder avec moins de rigueur et ne pas se guider seulement sur les exigences de la théorie.

Sans doute, par une alimentation presque exclusivement carnée, on obtiendra momentanément des effets qui paraîtront dignes d'admiration au malade ; mais ces effets ne peuvent être durables, puisque, d'une part, le malade ne tolérera pas longtemps une pareille alimentation et que, de l'autre, en admettant que son goût la tolère, il se trouvera exposé à des accidents gastro-intestinaux et aux autres conséquences d'une véritable intoxication azotée.

Il vaut donc mieux prescrire un régime moins rigoureux qui n'empêchera pas toute formation de sucre, mais auquel du moins le diabétique pourra s'habituer et qu'il pourra suivre pendant des années sans danger pour son estomac ou pour son état général.

C'est pour cela que nous ne sommes sévère que d'une manière intermittente, quand la glycosurie tend à s'élever à un chiffre trop considérable, et que nous nous montrons assez conciliant dans les phases d'accalmie, dès que le sucre est tombé à un taux satisfaisant.

Les mêmes règles doivent guider dans l'administration des médicaments. Il ne faut jamais prescrire les alcalins et les opiacés d'une manière continue et trop prolongée. Il faut savoir en suspendre de temps à autre l'usage et les faire alterner avec d'autres médicaments ; il ne faut pas non plus les administrer à trop fortes doses.

Nous donnons habituellement le bicarbonate ou le salicylate de soude associés tantôt à l'opium, tantôt à l'antipyrine, tontôt au bromure de potassium. Le bicarbonate de soude sera prescrit à la dose de 6 à 8 grammes par jour; on pourra le remplacer par le salicylate, 2 à 4 grammes par jour, chez les diabétiques goutteux; mais le bicarbonate peut être continué plus longtemps sans inconvénient pour les fonctions digestives.

Nous donnons simultanément, soit l'extrait thébaïque, 5 à 20 centigrammes au plus dans les formes dont il est actuellement question, soit l'antipyrine, 2 à 3 grammes, ou le bromure de potassium, 2 à 4 grammes par jour, soit l'extrait de valériane, 0,60 à 1 gramme.

Cette médication doit être continuée pendant quinze jours à trois semaines, puis on diminue progressivement les doses jusqu'à la suppression de tout remède, qu'on maintient pendant un temps variable suivant l'état du sujet.

Le meilleur critérium, à notre avis, pour continuer, suspendre ou reprendre l'usage des alcalins, est l'étude des variations de l'azoturie. Tant que le chiffre de l'urée reste élevé, indice d'une activité nutritive exagerée, on peut prolonger la médication alcaline. On peut même, passagèrement, forcer la dose. Pour obtenir une action plus rapide, nous prescrivons, en même temps que 6 à 10 grammes de bicarbonate de soude pris en trois fois avant le repas, une bouteille par jour d'eau de Vichy ou de Vals, à boire aux repas ou en dehors des repas.

Mais, si l'azoturie a baissé d'une manière notable, tandis que la glycosurie ne paraît que peu influencée, il faut agir avec prudence, diminuer la dose des alcalins ou les supprimer pour leur substituer les préparations arsenicales.

Dans ce cas, nous donnons la préférence à la liqueur de Fowler, administrée progressivement jusqu'à la dose de quinze à vingt gouttes quotidiennement. On peut aussi employer l'eau lithinée arsenicale, comme le conseille Martineau. On continue l'usage de l'arsenic pendant trois semaines, un mois; puis on essaye de nouveau les alcalins.

En général, dans l'intervalle des cures alcalines ou arsenicales, nous mettons les diabétiques à l'usage des ferrugineux, du quinquina, du sulfate de quinine. C'est le moyen le plus sûr de remédier à l'action trop énergique du traitement alcalin et de prévenir en même temps l'anémie et l'épuisement qui résultent plus ou moins rapidement de l'excès de production du sucre et des désassimilations organiques.

Aux périodes plus avancées du diabète, c'est encore le degré de l'azoturie qui doit servir de guide dans l'emploi des alcalins. Tant que l'urée est en quantité supérieure à la normale, nous n'hésitons pas, même chez des diabétiques déjà anémiés et notablement débilités, à prescrire le bicarbonate de soude. Il faut y mettre cependant une plus grande réserve, l'employer à moins forte dose, 2 à 4 grammes par jour, surveiller de plus près son action sur l'excrétion de l'urée et interrompre son usage dès qu'on voit baisser l'azoturie. On peut, dans ce cas, employer de préférence le carbonate d'ammoniaque à la dose de 6 à 8 grammes par jour, mais en n'oubliant pas que ce sel exerce une action irritante sur l'estomac et qu'un usage trop prolongé provoquerait des troubles dyspeptiques.

Mais, quand l'urée est abaissée au-dessous de la normale, ce sont les arsenicaux et les toniques qui nous paraissent seuls indiqués aux périodes avancées de la maladie. Nous prescrivons la liqueur de Fowler, associée à l'extrait thébaïque à la dose de 5 à 10 centigrammes, avec une eau alcaline calcaire, Pougues, Contrexéville ou Vittel, aux repas, et au bout de quinze jours à trois semaines nous substituons à l'arsenic et à l'opium les préparations ferrugineuses et le sulfate de quinine ou les pilules suivantes :

Carbonate de fer.................. ⎫
Sulfate de quinine............... ⎬ āā 0,05
Extrait de quinquina............. ⎭

pour une pilule, dont le malade prend quatre à six par jour pendant trois semaines à un mois. L'emploi alternatif de ces médicaments nous paraît le moyen le plus assuré de remédier au double danger qui menace à ce moment le diabétique, l'aggravation de la glycosurie, d'une part, la déchéance organique et l'épuisement, de l'autre.

En somme, dans les formes graves, quand le diabète est de date encore récente, chez un sujet dans la force de l'âge, il faut l'attaquer énergiquement par un régime sévère et un traitement alcalino-opiacé soutenu. C'est dans ces cas que se pose l'indication sans restriction d'une cure thermale à Vichy, à Vals, à Carlsbad ou à Marienbad. Souvent, un diabète qui résistait à l'action du traitement à domicile se trouve soudain remarquablement modifié par une cure de ce genre. On n'a plus, dès lors, au retour, qu'à maintenir les effets obtenus en dirigeant le régime et l'emploi des médicaments comme nous venons de l'indiquer. Si, au bout de l'année, une aggravation nouvelle tend à se produire, une nouvelle saison aux mêmes eaux sodiques fortes doit être conseillée. Si l'amélioration se maintient, on devra se contenter d'une cure à des eaux plus faibles, Royat, Contrexéville, etc.

Quand le diabète remonte à une époque plus ancienne, tant que l'azoturie est très prononcée, on agira de même, cure de Vichy ou de Carlsbad, traitement par les alcalins et les opiacés ; mais on prendra garde de soumettre le malade à un régime trop sévère ou trop longtemps continué. Si l'azoturie est peu marquée, si l'état des forces ne permet qu'un traitement mitigé, on évitera les eaux sodiques fortes et on conseillera les sodiques faibles ou les eaux calcaires. Parfois même, il sera préférable de débuter par une eau chlorurée sodique, avant de prescrire une saison à Royat, à la Bourboule ou à Pougues.

Quand il s'agit de vieux diabétiques, chez lesquels l'azoturie n'existe plus, le chiffre de l'urée, malgré la persistance de la glycosurie, tendant même à descendre au-dessous de la normale, en fait d'eaux minérales, les eaux chlorurées sodiques et les ferrugineuses nous semblent seules capables de modifier heureusement l'état de la nutrition. Le traitement ordinaire devra surtout consister dans l'emploi des arsenicaux, des ferrugineux, du quinquina; de temps à autre, et d'une manière toute passagère, il sera permis de recourir aux alcalins.

D. — Formes très graves

Ces formes, caractérisées par une glycosurie et une azoturie excessives, avec un amaigrissement et une dénutrition rapides, l'azoturie étant en rapport ici non avec des phénomènes d'hypernutrition, mais avec la désassimilation exagérée des albuminoïdes de l'organisme, sont le plus souvent, on peut le dire, réfractaires à toute thérapeutique. Bien qu'on les rencontre parfois passé quarante ans, surtout dans les hôpitaux, elles s'observent de préférence chez les gens jeunes, au-dessous de trente ans et chez les enfants. Elles aboutissent promptement à la tuberculose pulmonaire ou à l'acéto-némie.

On a voulu catégoriser ces cas sous le nom de diabète pancréatique. Les lésions pancréatiques peuvent se trouver à l'autopsie de ces malades, comme les lésions tuberculeuses. Elles expliquent parfois, comme les lésions pulmonaires, la cachexie et l'amaigrissement si prononcés du sujet, mais on ne saurait en faire, pas plus que des altérations tuberculeuses, le substratum anatomique de ces diabètes graves ; car dans une grande partie des cas, la plus grande même, l'examen des organes est aussi négatif, au point de vue d'une lésion spécifique du diabète, que dans les autres formes de la glycosurie.

Bien qu'on puisse être à peu près assuré de l'impuissance finale du traitement, on doit agir cependant et agir énergiquement, surtout si le sujet est encore robuste ; car, même avec des glycosuries de 700 à 800 grammes, on a vu des améliorations se produire, et on a pu ramener le diabète à une forme moins grave et à des allures moins aiguës.

On doit se rappeler qu'on est dans ces cas placé entre deux écueils également redoutables : d'une part, si on n'arrive pas à modérer l'intensité de la glycosurie, c'est la tuberculose à brève échéance qui menace le malade ; de l'autre, si on emploie un traitement et surtout un régime trop rigoureux, on aboutit à l'acétonémie.

Tout en prescrivant donc le régime anti diabétique dans toute sa rigueur, en soumettant même le sujet au régime carné et graisseux presque exclusif, avec une ration limitée de pain de gluten, il faudra surveiller de très près les urines, et à la moindre apparition de la réaction de l'acide diacétique, de la coloration rouge au perchlorure de fer, on devra relâcher la sévérité du régime carné et autoriser pendant quelque temps quelques féculents, un peu de pain ordinaire, les pommes de terre. On ne reviendra au régime exclusif que lorsque toute trace d'acide diacétique aura disparu.

On insistera surtout dans l'alimentation sur l'emploi des corps gras, des graisses de toute nature. L'huile de foie de morue, à hautes doses, si elle est tolérée, rendra, à cet égard, de grands services.

On pourra aussi essayer, pour reposer le malade de la cure carnée, du régime lacté de Donkin, bien que nous ne croyions pas beaucoup à son efficacité; mais toute tentative est permise dans ces cas presque désespérés, et parfois, d'ailleurs, l'empirisme donne des résultats que ni la théorie ni le raisonnement ne faisaient prévoir.

Au point de vue pharmaceutique, le traitement d'épreuve par les alcalins et l'opium n'ayant pas donné d'effets sensibles au bout d'une quinzaine de jours, on le continuera encore en forçant la dose d'opium pendant quinze autres jours ; on portera la dose d'extrait thébaïque à 0,40, 0,50 par jour. Ici encore, il faut être prêt à interrompre l'usage de l'opium dès que l'urine donne la réaction rouge au perchlorure de fer. Mais il est inutile de s'obstiner, et il vaut mieux prescrire l'arsenic à doses progressives, jusqu'à vingt gouttes de liqueur de Fowler quotidiennement, associé encore à l'extrait thébaïque.

Si le résultat est encore négatif, on essaiera l'antipyrine, 4 à 6 grammes par jour, ou bien le bromure de potassium dans les mêmes proportions, ou bien encore l'extrait de valériane poussé jusqu'à 2 et 3 gr. par jour. On aura toujours soin de ne pas continuer trop longtemps l'administration de ces médicaments ; dix, douze, quinze jours au plus, suffisent pour en apprécier les effets. Il faut s'arrêter dès que des symptômes d'intolérance se produisent.

On peut aussi tenter l'emploi des antizymotiques, mais avec plus de ménagements et de prudence encore, l'acide phénique, que Furbringer a donné jusqu'à la dose de 1 gramme par jour, la teinture d'iode, vingt à trente gouttes, l'iodoforme, conseillé par Moleschott. Mais il faut toujours redouter, avec ces substances, l'apparition de troubles gastro-intestinaux ou de phénomènes toxiques.

L'iodoforme est l'antizymotique que nous employons dans ces cas de préférence, aux doses de 20 à 40 centigrammes, en pilules, mais toujours avec précaution et d'une manière passagère. On obtient parfois ainsi, au moins pendant le temps que le malade est soumis à cette médication, une diminution notable de la glycosurie.

Tous ces essais peuvent et même doivent être tentés de temps à autre, en variant la médication, en revenant au bout de quelque temps à un médicament déjà prescrit, car ce qui ne réussit pas à un moment peut réussir à un autre. Mais, dans ces formes graves, la vraie médication, celle qui fait la base de notre traitement, c'est la médication tonique et reconstituante. Les amers, les stimulants, les ferrugineux, doivent toujours être prescrits à ces malades, soit qu'on alterne leur emploi avec les tentatives plus directes dirigées contre la glycosurie, soit plutôt qu'on les administre concurremment.

L'huile de foie de morue et la glycérine doivent être essayées, et on doit en continuer l'usage aussi longtemps que le diabétique les digère ou les tolère sans inconvénient. Mais c'est surtout la noix vomique, le quinquina, le sulfate de quinine, les diverses préparations ferrugineuses qu'il faut administrer d'une manière presque continue.

On prescrira en même temps un exercice régulier et modéré, de façon à stimuler l'action musculaire, sans jamais pousser cependant jusqu'à la fatigue. La gymnastique, qui permet de mesurer, en quelque sorte, la dose des exercices et la dépense musculaire faite, sera utile dans ces cas. Le massage, employé aussi avec modération, rendra encore des services. On stimulera en même temps la peau par des frictions sèches, par des frictions alcoolisées.

Le séjour dans les climats chauds, dans les stations d'hiver des bords de la Méditerranée, sera à conseiller à ces malades, en évitant cependant la fatigue d'un trop long voyage et en n'oubliant pas que les accidents du collapsus ou du coma diabétique sont parfois la conséquence d'un voyage trop fatigant en chemin de fer, surtout pendant la saison froide.

Quant aux cures thermales, nous ne les autorisons que si nous sommes parvenu à modérer préalablement l'intensité de la glycosurie. Quand, après une lutte persévérante, on a réussi à abaisser le chiffre de sucre et à relever un peu les forces générales du malade, on peut, dans le but de stimuler encore la nutrition, prescrire une saison à Kissingen, à Baden, à Bourbonne-les-Bains, ou bien à Forges ou à Saint-Moritz. Mais, en tout cas, les eaux chlorurées sodiques ou les ferrugineuses sont les seules permises.

Chez l'enfant, le diabète sucré est en fait une rareté, mais sa gravité est extrême, et il revèt presque toujours une allure suraiguë à terminaison rapidement fatale. Et il est bon de noter ici que jamais on n'a relevé chez l'enfant la moindre lésion pancréatique, nouvelle preuve qu'il n'existe aucun rapport nécessaire entre les formes graves et aiguës du diabète et les altérations du pancréas.

Aucune indication spéciale ne nous paraît à remplir dans le diabète infantile. Tout ce que nous pouvons dire, c'est que, dans les quelques rares faits où nous avons obtenu une amélioration dans l'évolution de la maladie, c'est à l'emploi des toniques que nous l'avons due. L'huile de foie de morue et les préparations ferrugineuses doivent faire la base du traitement; on peut y associer de temps en temps la liqueur de Fowler. Quand l'enfant est encore assez vigoureux et que l'on a obtenu une certaine rémission de la glycosurie, une cure chlorurée, à Uriage, à Kreutznach, est utile pour combattre l'anémie et stimuler les fonctions nutritives.

CHAPITRE VI

TRAITEMENT DU DIABÈTE COMPLIQUÉ

L'évolution du diabète, si elle est abandonnée à elle-même ou si la glycosurie est intense, ne peut se prolonger longtemps sans entraîner des complications plus ou moins graves qui en modifient l'aspect et obligent nécessairement le médecin à faire appel à des médications nouvelles ou du moins à changer le sens de son traitement général.

De ces complications, les unes résultent de l'épuisement de l'activité organique, qui livre sans défense les organes des diabétiques à l'invasion des parasites du monde extérieur, bacille de la tuberculose et agents microbiens de l'inflammation et de la suppuration, les autres sont dues à l'action irritante exercée sur les tissus par un sang vicié, lésions du cœur, du foie, des reins, etc. Toutes ont pour conséquence de précipiter la déchéance de l'organisme, d'aggraver l'amaigrissement, de diminuer l'activité des échanges moléculaires, de substituer à l'azoturie par hypernutrition l'azoturie de dénutrition ou l'hypoazoturie, de hâter, par suite, le développement de la cachexie finale. Elles condamnent e médecin à restreindre ses moyens d'action contre la maladie principale et le placent dans l'alternative ou de favoriser l'aggravation de la complication s'il s'obstine à combattre la glycosurie seule, ou de laisser le champ libre aux conséquences de la glycosurie s'il veut agir énergiquement contre la lésion surajoutée.

Aussi peut-on dire que l'apparition d'une complication organique, si récent que soit le diabète, place immédiatement le malade dans les conditions défavorables d'un diabète de longue durée qui a déjà épuisé par lui-même le terrain sur lequel il évolue.

I. — Diabétiques tuberculeux

La plus grave et la plus fréquente de ces complications est la phtisie pulmonaire.

Les discussions d'autrefois sur la nature de cette phtisie diabétique ne sont plus à reprendre. La constatation du bacille de Koch dans l'expectoration suffit pour montrer qu'elle doit être rattachée à la tuberculose ordinaire.

Tout diabétique qui tousse n'est cependant pas nécessairement atteint de tuberculose pulmonaire. Il existe fréquemment chez les diabétiques une pharyngite chronique avec granulations qui donne lieu à une toux sèche, quinteuse, fatigante, procédant souvent par

quintes très pénibles, et à de véritables accès spasmo-
diques. Le catarrhe chronique des bronches n'est pas
rare non plus dans le diabète goutteux, et nous avons
décrit, en particulier chez les femmes, des bronchites
simples remarquables par leur ténacité, se localisant
même, dans certains cas, à un seul côté de la poitrine.
Il faut savoir distinguer ces variétés de bronchite ou
de toux de la bronchite tuberculeuse proprement dite.
La recherche du bacille de Koch est le meilleur moyen
d'établir le diagnostic.

La tuberculose peut se développer à tout âge ; nous
avons vu des diabétiques devenir phtisiques à soixante
et à soixante-cinq ans. Mais d'une manière générale la
phtisie est d'autant plus à craindre que le diabétique est
plus jeune et la glycosurie plus intense. C'est donc surtout
dans les formes très graves que cette complication est
menaçante, et c'est dans ces cas surtout qu'elle apparaît de bonne heure ; mais tout diabétique en voie de
cachexie est exposé, par le fait même de son épuisement, à voir le bacille tuberculeux envahir ses poumons.

Il faut renoncer chez les diabétiques tuberculeux à
l'emploi des alcalins. Il n'y a aucune raison de modifier
le régime antidiabétique, dont la sévérité doit rester
mesurée à l'intensité de la glycosurie, mais, comme
moyen thérapeutique dirigé contre le diabète même, il
faut se borner à l'emploi des arsenicaux.

Par contre, il faut insister sur les moyens adjuvants, et en particulier sur l'huile de foie de morue et sur la glycérine, qui trouvent dans ces cas leur meilleure indication.

D'autre part, il ne faut pas hésiter à combattre la tuberculose par les médicaments usités en pareil cas. La créosote nous paraît l'agent le plus efficace à mettre en œuvre, d'autant mieux, comme nous l'avons dit, que ce médicament a été conseillé comme antizymotique contre la glycosurie même. La créosote remplit donc une double indication. Elle doit être administrée en injections sous-cutanées, aussi bien qu'à l'intérieur, sous forme d'huile ou de glycérine créosotée. Pour les injections, il ne faut pas se laisser arrêter par la crainte de complications locales, abcès, phlegmon gangreneux. En ayant soin d'aseptiser la peau, ces complications ne nous paraissent pas plus à redouter chez les diabétiques que chez les tuberculeux ordinaires.

Cette crainte ne nous arrête pas davantage dans l'emploi des révulsifs locaux, pointes de feu, vésicatoires, etc. A condition qu'il ne s'agisse pas de diabétiques hyperglycosuriques, nous ne voyons aucun inconvénient à prescrire ces moyens, et pour notre part, nous n'avons jamais observé d'accidents à la suite de leur application.

Les eaux minérales fournissent encore une utile médication à conseiller aux diabétiques tuberculeux, car elles agissent à la fois sur le diabète même et sur les phénomènes thoraciques. Nous prescrivons tantôt les bicarbonatées arsenicales de la Bourboule ou du Mont-Dore, tantôt les chlorurées sodiques d'Ems, de Bourbonne, de Baden, quant le diabète tient le premier rang, la tuberculose n'étant encore qu'un épiphénomène menaçant. Quand la phtisie passe décidément au premier plan, nous conseillons plutôt les sulfureuses chaudes de Cauterets et des Eaux-Bonnes ou les sulfureuses froides de Saint-Honoré et d'Allevard.

II. — DIABÉTIQUES CARDIAQUES

Nous avons signalé, sous le nom d'*endocardite diabétique*, la fréquence des lésions du cœur chez les glycosuriques. Cette endocardite, due à l'action irritante du sucre, porte le plus souvent sur la valvule mitrale, donnant lieu aux signes physiques de l'insuffisance mitrale, mais nous l'avons vue aussi se traduire par une insuffisance aortique et s'accompagner d'aortite avec phénomènes d'angine de poitrine.

L'endocardite diabétique paraît appartenir surtout aux diabètes de longue durée plutôt qu'aux diabètes intenses; nous ne l'avons guère observée que chez des malades ayant passé la quarantaine; dans un cas. pourtant, nous l'avons notée chez une femme de vingt-sept ans, diabétique depuis six ans.

Tant que la lésion est compensée, on peut le plus souvent diriger le traitement comme s'il n'existait pas de souffle cardiaque. Il faut cependant se montrer réservé dans l'emploi des alcalins. L'iodure de potassium trouvera ici son emploi à la dose de 2 grammes par jour, donné d'une manière alternative avec l'arsenic. Il agira en même temps comme alcalin et comme modificateur de l'inflammation chronique de l'endartère et aussi comme modificateur de la tendance à l'oppression et à la dyspnée (G. Sée).

Chez tout diabétique soupçonné ou convaincu de lésion cardiaque, les cures minérales doivent être interdites; elles ne peuvent que faciliter la débilitation du cœur et hâter l'apparition des phénomènes asystoliques.

Quand le myocarde commence à se fatiguer, quand l'œdème des jambes se montre, il faut se hâter de recourir à la digitale pour prévenir et combattre l'oligurie et l'anurie, qui, en surchargeant le sang du sucre que les reins n'éliminent plus, ajouteraient rapidement à la gravité des accidents cardiaques.

On ne doit même pas craindre de soumettre le malade au régime lacté absolu, en dépit de l'aggravation possible de la glycosurie; cette conduite serait justifiée, à la rigueur, par les faits signalés par Donkin, si nous n'avions vu nous-même, dans un certain nombre de cas, le régime lacté diminuer la glycosurie en dehors de toute complication cardiaque. Mais, fût-il même établi que la glycosurie augmente par ce régime, il faut néanmoins courir au plus pressé et répondre à l'indication la plus urgente qui est d'empêcher l'accumulation du sucre dans l'organisme.

En outre de ces lésions valvulaires, les diabétiques présentent souvent des troubles cardiaques sans souffle, arythmie, irrégularités, faiblesse des battements, tendance à l'asystolie, qui tiennent soit à une surcharge graisseuse du myocarde, soit à la dégénérescence fibroïde du muscle.

Dans ces cas, qui se terminent tantôt par les symptômes de l'asystolie ordinaire, tantôt par des accidents brusques de collapsus représentant une des variétés du coma diabétique, c'est encore à l'iodure de potassium qu'il faut recourir dans les phases simplement fonctionnelles des accidents. Mais, quand les phénomènes graves se produisent, il faut laisser de côté ici la digitale et prescrire les toniques cardiaques ou les stimulants, la caféine ou la strychnine par la méthode hypodermique, les injections sous-cutanées d'éther ou d'huile camphrée, l'acétate d'ammoniaque à l'intérieur.

Ajoutons d'ailleurs que le collapsus diabétique pardonne encore moins que le coma acétonémique proprement dit et que la mort, en pareil cas, n'est qu'une question d'heures.

III. — DIABÉTIQUES ALBUMINURIQUES

On constate fréquemment de l'albumine dans les urines des diabétiques, dans le quart des cas, disent les uns, dans la moitié des cas, d'après d'autres. La proportion exacte importe peu, car il est bien certain que l'albuminurie n'a pas dans tous les cas la même gravité. Ici, comme toujours, elle est un signal d'alarme, mais sa présence seule dans l'urine ne permet pas de porter un pronostic raisonné; ce pronostic doit se baser sur l'existence ou l'absence des autres signes du mal de Bright. Toutefois, l'excrétion d'une manière continue et prolongée de 2 à 3 grammes d'albumine par jour doit évidemment inspirer plus de craintes pour l'avenir du diabétique que la présence de traces infinitésimales ou intermittentes.

Nous ne discuterons pas la question de savoir si l'albuminurie des diabétiques peut reconnaître diverses sources; pour nous, l'albuminurie vraie est toujours liée à une lésion rénale, superficielle ou profonde, limitée ou étendue[1]. Qu'il nous suffise de dire que l'albumine se rencontre dans l'urine diabétique soit en minime quantité, d'une manière intermittente, soit en

---

1. Voir, sur cette question de l'albuminurie diabétique, Lecorché et Talamon, *Traité de l'Albuminurie et du Mal de Bright*, 1888, p. 271.

proportion plus notable et d'une manière continue, sans que la maladie première en paraisse modifiée ou aggravée, soit enfin en grande quantité avec l'ensemble symptomatique du mal de Bright et toutes les conséquences de cette affection.

Dans ce dernier cas, il y a, en quelque sorte, quoique non nécessairement, substitution progressive de l'albuminurie à la glycosurie. C'est ce qui avait conduit les anciens à faire de l'albuminurie un indice de la guérison du diabète. La glycosurie et la polyurie peuvent, en effet, disparaître sous l'influence de la lésion rénale et en ce sens, si l'on veut, le diabète est guéri. « Mais, loin d'être un indice favorable, cette disparition du sucre est du plus mauvais augure; la persistance de l'albuminurie, en pareil cas, est généralement fatale, et l'on peut dire que si le diabète est guéri, le diabétique est perdu » (Lecorché et Talamon).

Il faut donc distinguer, parmi les diabétiques qui présentent de l'albumine dans l'urine, les diabétiques simplement *albuminuriques* et les diabétiques *brightiques*.

Tant que la présence de l'albumine ne modifie pas autrement la composition des urines diabétiques, c'est-à-dire tant que les urines restent glycosuriques à un taux élevé, avec une forte densité et une azoturie au-dessus de la normale, il n'y a pas lieu de changer les bases du traitement, et il est inutile de se proposer de combattre l'albuminurie autrement qu'en luttant contre le diabète.

On ne doit pas cependant perdre de vue qu'en fait le régime alimentaire qui convient aux albuminuriques est précisément le contraire de l'alimentation antidiabétique. Le régime carné, une alimentation très azotée, sont les conditions les plus défavorables pour des reins atteints de lésions inflammatoires.

A moins d'une glycosurie intense qu'il importe avant tout de modérer, il faudra donc se montrer fort peu sévère à l'endroit du régime, ne supprimer que les aliments les plus riches en fécule et en sucre, et surveiller les variations de l'albumine sous l'influence de l'alimentation carnée. Si l'albuminurie tend à augmenter trop rapidement, on ne devrait pas hésiter à limiter l'usage des viandes, en permettant un peu plus d'aliments féculents, et en insistant surtout sur l'emploi des graisses.

Dans ce cas, on pourra recourir encore au régime de Donkin d'une manière passagère, pendant huit, dix, quinze jours, dirigeant en un mot alternativement ses efforts tantôt contre la glycosurie, tantôt contre l'albuminurie.

Quant au traitement pharmaceutique, quand l'albuminurie est médiocre, elle ne contre-indique aucun des antidiabétiques complets, alcalins, opiacés, arsenicaux. Il faut éviter toutefois de donner l'opium à trop haute dose, mais 5 à 10 centigrammes, dose que nous ne dépassons pas d'ordinaire, n'offrent pas de danger, à condition de laisser reposer de temps à autre le malade. L'antipyrine nous paraît seule à proscrire; par elle-même, elle détermine une albuminurie passagère, et en outre elle restreint d'une manière trop marquée la polyurie qu'on doit toujours craindre de trop limiter chez les albuminuriques.

Un médicament qui a été introduit récemment dans la thérapeutique, le *lactate de strontium*, pourrait peut-être rendre des services dans ces circonstances. Il a été vanté contre l'albuminurie; d'autre part, si on admet les idées de Cantani sur l'action particulière des lactates alcalins dans le diabète, on trouverait là une nouvelle raison de le prescrire contre la glycosurie compliquée d'albuminurie. Le lactate de strontium répondrait ainsi à une double indication dans ces cas, puisqu'il agirait à la fois sur les deux éléments anormaux de l'urine. On peut l'employer à la dose de 8 à 12 grammes par jour.

Les cures thermales sont-elles à conseiller aux diabétiques albuminuriques? Sans aucun doute, à notre avis, et nous en avons obtenu souvent les meilleurs résultats. Mais plus que jamais, ici, il faut s'en tenir à la lettre aux règles que nous avons formulées pour le choix des eaux minérales.

Ni Vichy, ni Carlsbad ne sont à prescrire à ces

malades ; à moins d'une albuminurie insignifiante, l'action trop énergique des eaux sodiques fortes est à éviter. Il faut se borner aux sodiques faibles, Royat, Saint-Nectaire, Ems, Neuhahr, ou bien aux eaux légèrement calcaires de Vittel, de Contrexéville, etc.

Quand l'albuminurie est abondante et continue, on pourra encore conseiller ces eaux tant que la glycosurie et surtout l'azoturie sont prononcées, tant que l'anémie n'est pas trop évidente, tant que la bouffissure des tissus ou un léger œdème malléolaire n'indiquent pas une défaillance commençante du cœur ou l'asthénie circulatoire.

Si ces symptômes commencent à se montrer, ce sont les chlorurées sodiques et surtout les ferrugineuses qu'il faut choisir.

Ce sont les seules qu'il est permis encore de prescrire quand l'analyse de l'urine fait prévoir que la lésion rénale tend à se substituer au diabète. Que l'albumine soit ou non abondante à ce moment, les urines prennent le caractère des urines brightiques ; la densité s'abaisse au-dessous de 1020, la glycosurie diminue, l'urée tombe au-dessous de 12 à 10 grammes par litre. En même temps les phénomènes cardiaques s'accentuent, oppression, crises de dyspnée, œdème passager ou permanent.

Il n'y a plus à s'occuper du diabète, ni au point de vue thérapeutique, ni au point de vue alimentaire. La

glycosurie, au reste, peut même disparaître complètement ; mais, lors même qu'elle persiste, il n'y a pas lieu
d'en tenir compte. Le diabétique est devenu un brightique et doit être traité comme tel ; c'est contre les conséquences des lésions rénales profondes, l'affaiblissement
du cœur et l'urémie, qu'il faut concentrer ses efforts.

En résumé, ou bien l'albuminurie est légère avec une
glycosurie abondante, et c'est le diabète qu'on doit
combattre, en surveillant l'action du régime carné sur
la quantité d'albumine excrétée.

Ou bien, avec une glycosurie moyenne ou forte, l'albuminurie est très marquée, sans signes toutefois
évidents de fatigue cardiaque ou de menaces urémiques ;
il faut alors louvoyer, diriger le traitement, tantôt
contre la glycosurie, tantôt contre l'albuminurie ;
employer une alimentation mixte peu sévère, ou par
intervalles le régime lacté.

Ou bien, enfin, il n'y a plus de doute sur l'existence
d'une néphrite profonde tendant à se substituer au
diabète ; la glycosurie diminue ou disparaît, en même
temps que s'accusent les phénomènes brightiques. Il
n'y a plus, dès lors, à se préoccuper du diabète ; le
traitement doit être celui du mal de Bright chronique.

IV. — DIABÉTIQUES ACÉTURIQUES

Les accidents les plus redoutables auxquels sont
exposés les diabétiques sont ceux qui résultent des

décompositions anormales subies par le sucre dans l'organisme, décompositions dont l'acide acétique et l'acétone sont les derniers termes.

Ces accidents, nous les réunissons sous le nom d'*acétonémie*, sans préjuger d'ailleurs par cette dénomination de la nature même de la substance qui leur donne naissance, substance qui, pour les uns, autrefois, était l'acétone même, pour les autres, aujourd'hui, est l'acide oxybutyrique. Ils se caractérisent essentiellement d'une part par la réaction rouge rubis que donne l'urine au contact du perchlorure de fer, réaction due à la présence de l'acide diacétique, de l'autre par l'odeur d'acétone qu'exhalent l'haleine et les urines mêmes du sujet, et enfin par les troubles gastriques, respiratoires et nerveux qui traduisent l'intoxication de l'organisme.

Le plus grave de ces phénomènes toxiques est ce qu'on appelle le *coma diabétique*, déduction faite des cas que nous avons signalés tout à l'heure sous le nom de collapsus cardiaque diabétique, dans lesquels manquent l'odeur aigrelette de l'haleine et la réaction diacétique de l'urine. Mais, bien que le coma puisse survenir en quelque sorte d'emblée, brusquement, enlevant le malade en trente-six à quarante-huit heures, représentant ainsi l'acétonémie à sa plus haute puissance, il existe toute une série d'accidents moins immédiatement graves, dus à une intoxication plus lente, à plus petite dose, qui préludent pendant un temps plus ou moins long au coma mortel, mais qui peuvent aussi se dissiper sans aboutir nécessairement à cette terminaison fatale.

Ce sont ces accidents de la petite acétonémie, acétonémie à marche lente ou intermittente, qu'il importe surtout de surveiller et de traiter, car, pour le coma proprement dit, toute thérapeutique jusqu'à ce jour est restée vaine et infructueuse.

L'acétonémie est surtout menaçante chez les diabétiques épuisés et cachectiques ou dans le diabète aigu des jeunes, en particulier chez l'enfant. Dans ces conditions, une affection aiguë intercurrente, comme une pneumonie, une bronchite, peut provoquer ou hâter l'apparition du coma. Un surmenage brusque, comme un voyage trop prolongé, un refroidissement, sont des causes occasionnelles fréquemment relevées. D'après Ebstein et Jœnicke, l'abus du régime carné, d'après Hilton Fagge, l'abus de l'opium, peuvent aussi déterminer ou faciliter les phénomènes de toxémie.

Dans toutes ces circonstances, il faut surveiller la réaction de l'urine au perchlorure de fer, et, dès que la teinte rouge apparaît, il faut agir promptement.

Ce sont les troubles gastro-intestinaux qui se montrent d'abord et qui, dans l'acétonémie lente ou intermittente, existent souvent seuls pendant assez longtemps : langue blanche, chargée, comme poisseuse; inappétence, dégoût pour les aliments, constipation tenace ; ventre sensible à la palpation, parfois légère-ment ballonné. L'odeur acétonique de l'haleine ne tarde pas à être perçue, plus ou moins intense ; tantôt il faut *flairer* le malade, tantôt la chambre en est pour ainsi dire infectée.

Bientôt apparaissent des troubles psychiques, irrita-bilité excessive d'abord, brièveté de la parole, une cer-taine incohérence de la pensée ou du langage, ou bien des vertiges, des tintements d'oreilles, de la céphalal-gie ; à cette phase d'excitation généralement courte succède un état de dépression plus ou moins marquée, de torpeur cérébrale, avec indifférence totale et somno-lence continue.

D'autres fois ce sont des douleurs vagues par tout le corps ou des douleurs vives dans les membres, simu-lant un véritable rhumatisme musculaire, suivies bien-tôt d'une sensation de faiblesse genérale, d'anéantisse-ment physique, qui n'est d'ailleurs que l'exagération de la sensation de fatigue habituelle à tous les diabé-tiques.

Ces phénomènes, qui peuvent être regardés comme les prodromes du coma ultime, sont déjà les signes de l'intoxication et caractérisent le diabète diacétu-rique.

Dans la forme lente, ils peuvent se prolonger pen-dant plusieurs semaines ; le malade épuisé, indifférent à tout, ennuyé de tout effort intellectuel ou physique, se meut avec peine, reste de préférence couché ou assis; dans la journée, la somnolence est habituelle; les nuits, au contraire, sont agitées, troublées à la fin par la gêne respiratoire et par l'impossiblilté de dormir. La respiration est pénible, suspirieuse; de temps à autre a lieu une profonde inspiration où toutes les forces thoraciques semblent entrer en jeu. Le dégoût pour tout aliment est insurmontable.

Dans la forme intermittente, on voit de temps à autre apparaître sous une forme atténuée quelques-uns de ces symptômes, en même temps que l'odeur aigrelette de l'haleine et la réaction diacéturique de l'urine; tantôt, et le plus souvent, ce sont des troubles digestifs, langue chargée, embarras gastrique, constipation persistante, ou bien diarrhée légère, parfois des crises de vomissements; tantôt c'est une gêne respiratoire plus ou moins marquée; d'autres fois, une simple excitation cérébrale anormale ou un peu de somnolence diurne avec sensation d'affaissement extrème.

Il faut savoir reconnaître ces symptômes dès qu'ils se dessinent et ne pas attendre le coma pour diagnostiquer l'acétonémie. On ne peut avoir quelque chance d'agir efficacement qu'en intervenant promptement, dès que les premiers signes de l'intoxication se manifestent.

La première chose à faire est de modifier le régime; s'il est trop sévère, on lui substituera un régime mixte très atténué; on permettra même au malade de prendre les aliments qu'il voudra, du pain à volonté, du lait en grande quantité.

On supprimera de même tous les modificateurs nerveux de la glycosurie, le bromure, l'antipyrine et surtout l'opium, qui ne peuvent qu'aggraver la dépression et la torpeur du malade.

On agira ensuite sur le tube digestif pour arrêter les fermentations anormales qui s'y produisent ou en expulser les produits toxiques. Si la constipation est opiniâtre, on donnera un drastique, scammonée ou eau-de-vie allemande pour commencer, puis l'huile de ricin tous les deux jours ou tous les jours. S'il existe des alternatives de constipation et de diarrhée, on emploiera plutôt les purgatifs salins, les eaux purgatives, les sels de Carlsbad.

Le bicarbonate de soude à haute dose, 10, 15, 20 grammes, sera prescrit pour tâcher de combattre la saturation acide de l'organisme.

En même temps, on excitera les fonctions gastriques par les amers, colombo, noix vomique, teinture de Baumé, le quinquina.

On stimulera les fonctions de la peau, ordinairement sèche, par des frictions répétées au gant de crin ou à l'alcool.

On activera aussi la sécrétion rénale, soit par la digitale à petites doses, si les battements du cœur sont affaiblis, soit plutôt par la caféine à l'intérieur ou en injections hypodermiques, par le vin diurétique amer, qui agit en même temps comme stomachique.

Enfin, les inhalations d'oxygène peuvent encore être prescrites comme stimulant respiratoire.

Si, malgré ce traitement, les progrès de l'intoxication s'accentuent, ou si l'acétonémie débute brusquement, d'une manière suraiguë, par une crise de dyspnée intense sans signes physiques à l'auscultation, aboutissant rapidement à un état comateux, la partie est perdue d'avance et le malade est voué à une mort jusqu'à présent certaine. On peut essayer cependant encore de lutter, et les trois moyens suivants ont été conseillés :

La transfusion sanguine ;

Les injections salines intra-veineuses ;

Les injections sous-cutanées d'eau salée stérilisée.

Nous avons tenté dans trois cas la transfusion sanguine ; les trois malades ont succombé sans reprendre connaissance.

Les injections salines intra-veineuses ont été recommandées et employées par les médecins anglais, par Fagge et Dickinson en particulier. Dickinson se sert d'une solution de chlorure de sodium, de sulfate, de phosphate et de bicarbonate de soude. Lépine a injecté un mélange de 8 grammes de chlorure de sodium et de 34 grammes de bicarbonate de soude pour un litre et demi d'eau. On peut se servir du sérum artificiel employé par Hayem contre le choléra : 5 grammes de chlorure de sodium, 10 grammes de sulfate de soude pour un litre d'eau. L'injection est faite avec le transfuseur de Colin ou avec l'appareil simplifié proposé par Lépine, une canule de verre adaptée à un tube de caoutchouc neuf et un entonnoir de verre flambé ainsi que la canule.

Tous les cas ainsi traités se sont d'ailleurs terminés par la mort, et pour notre part nous n'avons pas été plus heureux qu'avec la transfusion sanguine.

On peut enfin utiliser l'hypodermoklyse, c'est-à-dire les injections sous-cutanées d'eau salée à 7 p. 1000 de chlorure de sodium, comme le recommande Sahli. On introduit ainsi, soit avec un entonnoir, soit avec l'appareil de Burlureaux pour les injections lentes d'huile créosotée, 5 à 600 grammes de liquide sous la peau en l'espace d'une demi-heure. Il n'est pas probable que les résultats soient meilleurs à la période comateuse. Mais peut-être les effets seraient-ils plus satisfaisants à une époque moins tardive.

V. — Diabète avec lésions hépatiques

Les diabétiques ont habituellement le foie gros; ceci n'est pas une complication, mais l'état normal chez ces malades, et les variations de cette hypertrophie congestive due, d'après nous, à la suractivité fonctionnelle de la glande, suivent les variations de la glycosurie même.

Mais on comprend que dans un organe surmené, cette congestion puisse facilement s'exagérer au point de donner lieu à des symptômes morbides, douleurs, troubles gastro-intestinaux, teinte subictérique.

Ces poussées congestives s'observent surtout chez les diabétiques cardiaques et chez les diabétiques atteints de lithiase biliaire, dont l'association avec la glycosurie n'est pas très rare.

La congestion hépatique d'origine cardiaque sera combattue par les moyens ordinaires usités en pareil cas, les ventouses scarifiées sur la région du foie, le calomel à doses répétées, le régime lacté, la digitale.

Contre la congestion liée à la lithiase, ce sont les alcalins, bicarbonate et salicylate de soude, qui donnent les meilleurs résultats. Chez ces malades, l'indication d'une ou de plusieurs cures successives à Vichy ou à Carlsbad est formelle.

Mais des complications plus graves peuvent se produire du côté du foie au cours d'un diabète de longue durée. Ce n'est plus un état congestif simple, c'est une véritable hépatite chronique avec un épaississement de la trame conjonctive de l'organe qui finit par s'installer à demeure. Tantôt le foie ainsi sclérosé reste volumineux, comme dans les cas décrits par Hanot et Chauffard sous le nom de cirrhose hypertrophique pigmentaire ; tantôt, et plus souvent, comme dans les faits qui ont fait l'objet de notre mémoire à l'Académie de médecine, le foie se rétracte, et c'est une véritable cirrhose atrophique qui se développe. Il n'est pas rare, dans ces circonstances, de voir le sucre diminuer et même disparaître à mesure que les symptômes de l'atrophie cirrhotique du foie se prononcent. C'est encore, si l'on veut, un mode de guérison du diabète, guérison pire que la maladie, comme dans les cas de néphrite albumineuse.

Nous sommes absolument désarmés contre ces inflammations chroniques, interstitielles, du foie. Le calomel, à petite dose, donné d'une manière intermittente, l'iodure de potassium, le régime lacté, un purgatif drastique de temps à autre, représentent les principaux éléments de la thérapeutique, comme dans la cirrhose alcoolique proprement dite.

Quand l'ascite se développe et devient gênante, il ne faut pas hésiter à pratiquer la paracentèse, comme dans la cirrhose ordinaire.

VI. — Diabétiques névropathes.

Les troubles nerveux ne manquent pas chez les diabétiques. Nous ne parlerons pas de ceux qui se lient à une lésion matérielle grossière des centres nerveux, hémorragie ou ramollissement cérébral, et qui ne comportent aucun traitement particulier. Mais les phénomènes névropathiques simples sont très communs.

Ces phénomènes sont-ils créés par la surcharge glycémique du sang? Ne sont-ils que l'expression d'une disposition nerveuse héréditaire, réveillée ou exagérée par le diabète? Il ne faut pas oublier qu'un grand nombre de diabétiques se rattachent par leurs antécédents à ce que Charcot appelle la « famille névro pathique ». La neurasthénie, l'hystérie, l'épilepsie, la dégénérescence mentale et l'aliénation ne sont pas rares dans les familles de diabétiques. Il n'est donc pas extraordinaire de voir des diabétiques hystériques ou neurasthéniques.

C'est la neurasthénie qui nous paraît surtout dominer chez ces malades. Neurasthénie cérébrale, neurasthénie locale ou périphérique, troubles moteurs ou sensitifs, toutes les variétés s'observent associées à la glycosurie.

La céphalalgie occipitale et le vertige sont surtout fréquents, mais dans notre *Diabète chez la femme* nous avons signalé tous les troubles si variés décrits par Beard, les engourdissements et les crampes des extrémités, les hyperesthésies et les anesthésies localisées, les parésies incomplètes des membres, l'impotence des extrémités supérieures, l'émotivité, l'impuissance cérébrale, l'insomnie, les diverses phobies, l'agoraphobie, la crainte de la mort, etc.

Cet état neurasthénique, qu'il ne faut pas confondre avec les symptômes nerveux de l'intoxication acétonémique, doit être combattu par les moyens ordinaires. C'est dans ces cas que l'hydrothérapie peut être utilement conseillée aux diabétiques. L'électricité statique donnera aussi parfois de bons résultats. Il faut préférer l'arsenic aux alcalins chez ces malades, et insister surtout sur le traitement tonique et ferrugineux; la noix vomique, la strychnine, le sulfate de quinine, trouvent ici leur emploi.

En pareil cas, les cures à Néris, à Gastein, à Ragatz, nous ont donné les meilleurs effets, non seulement contre la neurasthénie même, mais en même temps contre la glycosurie. Si la neurasthénie est, en effet, provoquée par le diabète, il est certain aussi que l'épuisement du système nerveux semble faciliter la formation anormale du sucre, car on a constaté parfois la glycosurie passagère comme un accident possible de la neurasthénie. En combattant donc l'état neurasthénique, on agit simultanément d'une manière indirecte sur le diabète même.

Les névralgies sont aussi des manifestations communes chez les diabétiques, en particulier la sciatique, qui prend parfois le caractère de névralgie double, symétrique, comme l'ont indiqué Worms et Drasche. En général, les crises douloureuses coïncident avec une recrudescence de la glycosurie. Il faut traiter ces névralgies par les révulsifs et les calmants ordinaires, mais il faut savoir aussi que ces moyens seuls ne réussiront pas si on ne dirige, en même temps, contre le diabète, un traitement sérieux. On prescrira donc un régime alimentaire sévère et, en même temps que les alcalins ou les arsenicaux, on donnera le bromure de potassium ou l'antipyrine qui agiront à la fois sur la douleur et sur la glycosurie.

Lasègue et Charcot ont signalé encore chez les diabétiques des paralysies spéciales qui ont pour caractères d'être passagères, limitées et incomplètes, occupant seulement un membre ou un groupe de muscles, parfois même un muscle isolé, associées à divers troubles sensitifs, anesthésies, hyperesthésies, douleurs lancinantes. Ces paralysies, liées à des névrites périphériques, seront traitées par l'électricité, par le massage, par les douches sulfureuses, la glycosurie étant toujours simultanément combattue par une alimentation sévère et par l'association des alcalins ou de l'arsenic à l'extrait thébaïque, à dose plus ou moins élevée.

VII. — Autres complications

En dehors de ces grands types de diabètes compliqués, il existe une foule de complications de diverse nature, qui peuvent se produire à toutes les périodes et dans toutes les variétés du diabète, dont quelques-unes sont même assez spéciales pour éveiller immédiatement l'idée de glycosurie et mettre sur la piste d'un diabète latent.

De ces complications, les unes sont d'ordre médical, les autres d'ordre chirurgical. Nous parlerons tout à l'heure de celles-ci. Parmi les premières, nous nous bornerons à indiquer la rétinite hémorragique et la pneumonie.

De traitement direct de la *rétinite*, il n'en est guère, mais la rétinite doit engager à une action directe contre la glycosurie. On soumettra aussitôt le malade au régime le plus sévère et on prescrira les alcalins à haute dose, associés à l'opium, de manière à obtenir une diminution rapide du sucre. Ce n'est que par le traitement général qu'on arrivera à limiter les lésions de la rétine ou à en atténuer les conséquences.

Pour la *pneumonie*, quand elle survient chez les diabétiques débilités, elle est presque fatalement mortelle et souvent provoque les accidents de l'acétonémie. Chez les diabétiques encore résistants, elle doit être combattue activement par les moyens ordinaires. On insistera surtout sur les stimulants et en particulier sur l'administration de l'alcool *larga manu*. Nous n'hésitons pas, dans ces cas, à prescrire de larges vésicatoires, malgré les craintes qu'ils inspirent, en général, aux médecins ; pour notre part, nous n'en avons jamais vu résulter aucun accident.

Parmi les autres complications qui doivent attirer l'attention, les plus importantes sont : les éruptions cutanées, les *diabétides*, comme disent les dermatologistes, les inflammations de la bouche et de la gorge, et les troubles gastro-intestinaux.

Bien qu'on puisse observer chez les glycosuriques la plupart des lésions cutanées, érythème, urticaire, pemphigus, purpura, etc., la plus fréquente des diabétides est l'*eczéma*. C'est d'ordinaire un symptôme précoce du diabète qui peut être aisément méconnu. Son siège de prédilection chez la femme est la vulve et l'eczéma vulvaire mérite bien le nom d'eczéma glycosurique, que lui donnait Ricord ; ce siège spécial, la coexistence d'un prurit tenace, sa résistance à toute médication locale, doivent suffire pour faire rechercher le sucre dans l'urine.

Au reste, le traitement local des diabétides et de l'eczéma en particulier doit être celui qu'on emploie généralement chez tout eczémateux. Mais ce traitement local ne réussira pas s'il n'est associé à un traitement antidiabétique énergique. Il faut donc ici se montrer plus sévère que jamais pour l'alimentation de ces diabétiques et alterner l'usage des alcalins avec celui des arsenicaux.

Les eaux minérales rendent en pareil cas de grands services, soit qu'on prescrive les sodiques faibles, comme Royat, soit qu'on envoie les malades à la Bourboule, ou, comme cela nous a souvent réussi, à Uriage et à Kreutznach.

L'hygiène de la bouche est fort importante à surveiller chez les diabétiques, qui sont exposés aux irritations faciles de la muqueuse buccale et linguale, aux gingivites suppurées et expulsives, aux caries dentaires. Toutes ces lésions sont dues à la pullulation des micro-organismes de la cavité buccale. On tâchera donc de prévenir ces altérations par l'antisepsie attentive de la bouche, par les lavages répétés matin et soir et après chaque repas avec une solution boriquée, par exemple, ou avec de l'eau de Vichy. Toute menace de gingivite sera immédiatement combattue par des lotions émollientes et antiseptiques, par le chlorate de potasse, par des poudres astringentes, par des attouchements avec la teinture d'iode. La carie dentaire sera traitée par les moyens appropriés.

Si la langue est rouge, crevassée, douloureuse, on emploiera encore les lotions émollientes au chlorate de potasse ou à l'acide borique, les collutoires glycérinés au borax, au chlorhydrate de morphine et de cocaïne, on cautérisera légèrement les fissures à la teinture d'iode ou au nitrate d'argent. Parfois, la langue se recouvre de végétations épithéliales et prend l'aspect qu'on a dénommé *langue pileuse :* le meilleur moyen de modifier cet état, très tenace d'ordinaire, est de badigeonner la langue avec de l'acide acétique dilué.

La *pharyngite* diabétique, sèche ou granuleuse, est une complication fréquente et très pénible. Elle s'accompagne d'une sécheresse de la gorge qui gêne la déglutition et provoque des accès de toux quinteuse, suivis souvent, surtout le matin, d'efforts de vomissements avec pituite glaireuse.

La muqueuse pharyngée est d'un rouge vif, sillonnée de veines dilatées et semée de granulations. C'est encore là une manifestation souvent initiale ou du moins indicatrice de la glycosurie. Les gargarismes répétés, les irrigations ou les pulvérisations de liquides calmants ou antiseptiques, les attouchements du pharynx avec une mixture à parties égales de glycérine et de teinture d'iode, remédieront en partie à cette irritation chronique de la gorge. Les eaux sulfureuses d'Enghien, de Challes, d'Eaux-Bonnes, donnent parfois de bons résultats. On conseillera aussi une cure à Cauterets, à la source de la Raillère.

Mais les complications qui peuvent avoir les conséquences les plus graves sont les *troubles gastro-intestinaux*, dyspepsie, catarrhe gastro-intestinal avec vomissements et diarrhée ou avec atonie et constipation.

La constipation est l'état habituel du diabétique ; elle s'exagère encore par le régime carné et par l'usage des opiacés. Il faut avoir soin de la combattre par des laxatifs réguliers, magnésie, rhubarbe, podophylle, cascara sagrada, etc., de temps à autre par un léger purgatif salin, par l'exercice, par le massage abdominal, etc.

La dyspepsie et le catarrhe gastrique sont souvent la conséquence soit d'un excès d'aliments indigestes, soit de l'abus d'un régime trop sévère et en particulier du pain de gluten. C'est pour cette raison que nous insistons sur la nécessité de ne prescrire le régime antidiabétique absolu que d'une manière intermittente et passagère, et de recourir à une alimentation mixte le plus vite possible, toute alimentation anormale étant, par cela même, indigeste.

En tout cas, dès que des troubles gastriques se manifestent, il faut permettre un régime moins azoté, autoriser une quantité plus considérable de féculents et surtout de pain. On donnera la viande sous une forme facilement digestive, par exemple les potages à la purée de viande, 50 à 60 grammes par potage, deux à trois fois par jour, ou la viande crue pendant quelque temps jusqu'au retour de l'appétit. On prescrira les amers, les stomachiques, quassia, colombo, gouttes amères de Baumé.

Si le catarrhe s'aggrave, déterminant des vomissements et de la diarrhée, il faut, surtout contre la diarrhée, se hâter d'intervenir. La diarrhée, dans ces conditions, dégénère parfois en un véritable choléra diabétique avec selles profuses incessantes, collapsus et refroidissement général. Le salicylate de bismuth, les astringents, l'acide lactique, les injections de morphine serviront à modérer le flux intestinal.

VIII. — DIABÈTE CHIRURGICAL

Sous ce titre, nous rangeons les inflammations limitées du tissu de la peau et du tissu cellulaire sous-cutané, furoncles, anthrax, phlegmons localisés ou diffus, lymphangites suppurées, le phimosis, la cataracte, les gangrènes primitives ou secondaires, les traumatismes, les néoplasmes, toutes les complications, en un mot, qui peuvent soulever la question d'une intervention opératoire.

Cette intervention, d'ailleurs, est le seul point à discuter, car pour le traitement médical de ces diverses complications, il ne présente aucune indication particulière: ce sont les mêmes topiques, les mêmes applications émollientes ou antiseptiques qu'on conseille dans les cas semblables non liés à la glycosurie, avec cette addition que le traitement antidiabétique doit toujours être associé à l'emploi de ces moyens, traitement d'autant plus énergique que la complication chirurgicale est plus grave ou plus étendue.

Mais, l'indication opératoire étant posée, le chirurgien peut-il intervenir sans crainte et sans restriction?

Depuis la communication de Landouzy en 1862, qui concluait que l'anthrax diabétique doit être respecté du chirurgien et considéré comme un véritable *noli me tangere,* on a fait de la glycosurie un épouvantail bien capable d'éloigner à tout jamais des tissus du diabétique un bistouri prudent. Les observations de Legouest, de Marchal, de Demarquay, de Labbé, ont fait promptement justice de cette exagération, au moins en ce qui concerne l'anthrax. Mais il n'en persiste pas moins dans l'esprit des médecins une sorte d'appréhension instinctive qui, pour être justifiée dans certains cas, nous a toujours paru excessive dans d'autres.

Paget et Verneuil ont certainement rendu un grand service à la chirurgie en attirant l'attention sur les états constitutionnels ou les lésions organiques dont l'existence peut modifier l'évolution d'un traumatisme ou aggraver le pronostic d'une opération jugée de prime abord inoffensive. Il ne faut pas cependant pousser à l'extrême leurs conclusions; le tout est de les interpréter et de savoir distinguer les conditions où il convient de les appliquer et celles où il est permis de passer outre.

Sans doute, les tissus des diabétiques offrent une résistance moindre au sphacèle et à la gangrène que ceux d'un individu sain; sans doute, à la suite d'une opération insignifiante comme l'extirpation d'un cor, ou une piqûre de sangsue, ou l'application d'un vésicatoire, on peut voir se développer un phlegmon gangreneux, comme à la suite d'une simple excoriation du derme ou d'une simple contusion de la jambe on verra se produire une gangrène superficielle.

Sans doute encore, comme l'ont remarqué Dupuytren et Verneuil, les diabétiques opérés peuvent présenter une tendance anormale aux hémorragies profuses, ou bien des accidents de collapsus ou de coma acétonémique peuvent se produire à la suite d'un traumatisme grave, une fracture compliquée de la jambe, par exemple, ou une amputation, comme ils peuvent survenir à l'occasion d'une pneumonie.

Nous ne nions pas ces faits, nous disons seulement que pareils accidents ne se produisent que chez certains diabétiques, non chez tous, dans certaines conditions déterminées, non d'une manière absolue.

Ces accidents appartiennent surtout au diabète aigu, hyperglycosurique, à ces formes que nous avons appelées très graves, ou au diabète cachectique. Une intervention faite à la légère en semblable occurrence est toujours dangereuse et ce danger, proclamé de tout temps, reste une vérité que nous somnes les premiers à reconnaître.

Mais ces formes très graves sont, nous l'avons dit, des exceptions, et l'immense majorité des diabètes rentre dans le groupe des formes légères ou moyennes, à marche subaiguë ou chronique, qui ne doivent pas inspirer les mêmes appréhensions.

Ces diabètes bénins, souvent latents, qui échappent encore souvent à l'attention, mais qui devaient autrefois passer bien plus souvent inaperçus quand on n'avait pas pour règle d'examiner systématiquement l'urine de tout sujet soumis à une opération, n'empêchaient pas, dès lors, l'intervention chirurgicale. Et nous sommes convaincu, vu la fréquence de cette variété de diabète, que bien des opérations ont été ainsi pratiquées chez des sujets qui étaient glycosuriques à l'insu du chirurgien, sans que le résultat fût autre que chez un individu sain.

Parce que des accidents redoutables ont été observés chez des sujets épuisés par un diabète grave ou non traité, il ne faut donc pas conclure que du fait même de la glycosurie tout diabétique se trouve exposé aux mêmes accidents. Ce n'est pas la présence du sucre dans l'urine qui constitue le danger, c'est la manière dont l'organisme supporte cette déviation de la fonction glycogénique.

Pour apprécier le pronostic d'une intervention chirurgicale, il convient donc, en premier lieu, de distinguer la variété du diabète qui se trouve en cause.

Quelle que soit cette forme et quel que soit le pronostic qu'elle entraîne, il est toutefois des cas où l'opération urgente ne peut être différée. Qu'un abcès, qu'un phlegmon diffus ou gangreneux, un anthrax volumineux se développe, il faut inciser, si grave que soit le diabète; qu'une ascite, symptomatique d'une cirrhose ou d'une lésion cardiaque, distende l'abdomen et gêne les mouvements respiratoires, qu'un kyste de l'ovaire prenne des proportions considérables, il faut ponctionner ; qu'une hernie s'étrangle, il faut débrider. Aucune crainte ne saurait arrêter ici le chirurgien ; le danger immédiat prime les dangers possibles de l'intervention et l'on n'a pas le loisir de chercher à modifier le diabète avant d'opérer. Les progrès réalisés par l'antisepsie atténuent d'ailleurs aujourd'hui singulièrement les accidents autrefois si redoutables.

Mais il est d'autres conditions où l'urgence est moins pressante, le phimosis, par exemple, la cataracte, l'ablation d'une tumeur, d'un cancer du sein. Doit-on agir en pareil cas? Doit-on s'abstenir? Doit-on retarder l'opération et tenter d'abord de diminuer la glycosurie?

Sur ce dernier point, la réponse ne saurait être douteuse. Il faut toujours soumettre le diabétique qu'on veut opérer à un traitement préparatoire, à la fois anti-glycosurique et reconstituant. On se rendra ainsi en même temps compte de la forme du diabète et de l'état de la nutrition du sujet.

On peut d'abord fixer, en règle générale, que dans les formes graves du diabète, dans le diabète aigu, quand il y a hyperglycosurie ou une polyurie dépassant 5 à 6 litres, il faut s'abstenir, à moins d'urgence, de toute opération, si minime qu'elle soit; au contraire, dans les formes légères, à marche subaiguë ou chronique, de beaucoup les plus communes, l'opération est permise et peut être pratiquée sans grande appréhension dans la généralité des cas.

14

Mais que le diabète soit aigu ou chronique, que la glycosurie soit intense ou minime, on doit rejeter toute idée d'intervention, dès qu'il s'agit de diabète compliqué, que le diabétique soit tuberculeux, cardiaque, albuminurique ou acéturique, qu'il ait des lésions hépathiques ou des troubles gastro-intestinaux graves.

Il faut encore s'abstenir quand on a affaire à un diabète rebelle à toute médication, quand la glycosurie résiste à la fois au régime et aux antidiabétiques complets.

Enfin, toute opération est contre-indiquée lorsqu'on constate une hypoazoturie marquée et que le chiffre de l'urée est au-dessous de 10 à 12 grammes par litre.

Les véritables indications d'une intervention judicieuse sont : l'absence de toute complication sérieuse ; une proportion peu élevée de sucre ; la diminution facile de la glycosurie sous l'influence du régime et d'une médication appropriée ; enfin, et surtout l'existence de l'azoturie par hypernutrition.

Ce dernier point constitue pour nous la condition la plus importante du succès de l'opération. Elle est la preuve que les forces du malade, quel que soit l'âge du diabète, n'ont pas faibli, que le fonctionnement cellulaire est satisfaisant, que la nutrition n'est pas atteinte. L'élimination de l'urée en excès indique, comme nous l'avons dit, une force de résistance qui est en raison directe de la quantité d'urée contenue dans l'urine.

Or, lorsqu'on tente une opération chez un malade,
qu'il soit atteint du diabète ou de toute autre affection,
il ne suffit pas de connaître l'intensité même de sa
maladie: il faut encore pouvoir apprécier la résistance
qu'il est capable d'opposer à l'évolution de cette maladie, et par suite les chances qu'il possède de fournir
les éléments suffisants au processus réparateur nécessité par toute opération chirurgicale.

L'azoturie est, à notre avis, un des meilleurs signes
et peut-être le seul que nous ayons comme critérium
de cette résistance vitale. En nous tenant à cette règle,
nous n'avons pas hésité dans maintes circonstances,
encore que la proportion du sucre fût assez considérable, à conseiller des opérations même graves chez
des diabétiques, sans avoir jamais eu d'accident à
déplorer.

Quand l'excès d'urée fait place à l'hypoazoturie,
c'est que la constitution est épuisée par la longueur ou
par l'intensité du diabète. En pareil cas, il est prudent
de s'abstenir, à moins d'urgence absolue; opérer serait
s'exposer aux plus graves mécomptes. L'économie,
d'une part, ne peut suffire à la réparation, et, d'autre
part, l'épuisement du malade le livre sans défense à
deux des plus graves complications de l'intervention
chirurgicale : le collapsus cardiaque et l'acétonémie.

TABLE DES MATIÈRES

Les Médecins remplacent avec succés
l'Huile de Foie de Morue, le Vin de Quinquina,
les Préparations ferrugineuses et iodées par

L'ÉLIXIR DUCHAMP

A l'Extrait de foie de morue au Quina, Fer et Cacao

FORMULE DE CET ELIXIR :

CRÈME DE CACAO....................................	400	grammes.
EXTRAIT DE FOIE DE MORUE...............	3	—
EXTRAIT DE QUINQUINA.....................	4	—
PHOSPHATE DE FER SOLUBLE...............	2	—

Un verre à liqueur contient :

0 gr. 15 cent. d'extrait de foie de morue.
0 gr. 20 cent. d'extrait de quinquina.
0 gr. 10 cent. de phosphate de fer.

La saveur de l'Extrait de foie de morue est absolument masquée par le CACAO

En un flacon de 3 fr. 50 au public

Echantillons gratuits aux médecins (FRANCO EN GARE)

L'ELIXIR DUCHAMP

Digestif par la crème de cacao.
Dépuratif par l'extrait de foie de morue (Iode, brome, phosphore, soufre),
Tonique par le quinquina et le fer,
Vous rendra de réels services contre le lymphatisme et le rachitisme des enfants, dans les cas d'anémie, chlorose et toutes les fois que vous aurez à stimuler énergiquement la vitalité de l'organisme comme dans les affections des bronches et des poumons, dans les dyspepsies prolongées, etc.
L'Elixir Duchamp, très agréable, se prend à la dose d'un verre à liqueur avant ou après le repas.
Chaque flacon contient les principes dépuratifs et toniques d'un litre d'huile de foie de morue et d'un litre de vin de quinquina; l'Elixir Duchamp a l'avantage sur l'huile de foie de morue d'activer les fonctions de l'estomac au lieu de les troubler, d'exciter l'appétit au lieu de l'anéantir, et de constituer, pendant les chaleurs de l'été, un puissant **Tonique Nutritif**; grâce à l'action légèrement laxative de l'extrait de foie de morue, vous n'avez pas à craindre avec l'Elixir Duchamp la constipation qui accompagne l'usage prolongé du vin de quinquina.

Quelques mots sur l'Extrait de foie de morue.

Les foies récents de morue renferment deux substances très distinctes :
1° Une matière grasse, huileuse dont je ne vous parle pas, vous la connaissez:
2° Un liquide aqueux, louche, roussâtre; ces deux substances se séparent l'une de l'autre, ainsi que la pulpe du foie, sous l'influence de la chaleur et de la fermentation, mais elle font, au même titre, partie constituante du foie; si on concentre ce liquide, soit par la congélation, soit par l'évaporation à une basse température, on obtient un extrait solide, rougeâtre, d'une saveur salée, d'une odeur faible de poisson frais, contenant les neuf dixièmes des principes actifs du foie de morue, tandis que l'huile ne se charge guère que de la dixième partie.

PHARMACIE DUCHAMP, 2, rue Claude-Bernard, PARIS

Pilules Vallet

LES PILULES DE VALLET ont été approuvées par l'Académie de Médecine après un rapport qui constate leur efficacité et leur supériorité sur les autres préparations ferrugineuses, pour la guérison de la *chlorose* et de *l'anémie*. « Les *Pilules de Vallet* étant solubles dans les sucs digestifs, on n'a pas à craindre qu'elles traversent les organes sans produire d'effet. Mais la dissolution en est lente et graduelle, en sorte qu'elles n'offensent pas l'estomac, comme les préparations martiales liquides ou très solubles, qui produisent souvent de l'irritation ou de la gastralgie. » (Extrait du rapport de l'Académie de Médecine de Paris).

Les *Pilules de Vallet* contiennent le fer sous le même état de combinaison où il se trouve dans les eaux minérales naturelles (carbonate ferreux), avec ce grand avantage que, dans la préparation de Vallet, le sel de fer se conserve inaltérable et que le malade n'est pas obligé de boire de grandes quantités d'eau, au préjudice de son estomac (Gübler) pour une faible quantité de médicaments. Dose : 2 à 8 par jour.

NOTA. — Les *véritables* Pilules de Vallet ne sont pas argentées, mais blanches, et sur chaque pilule le nom *Vallet* est imprimé en noir. Elles ne se vendent qu'en flacons de 3 francs et en demi-flacons de 1 fr. 50. Sur tous les flacons se trouve la signature : *Vallet*, 19, rue Jacob, Paris. — Dans toutes les pharmacies.